U0363387

紫禁城悦读

明清医事

程子衿◎主编

故宫出版社
The Forbidden City Publishing House

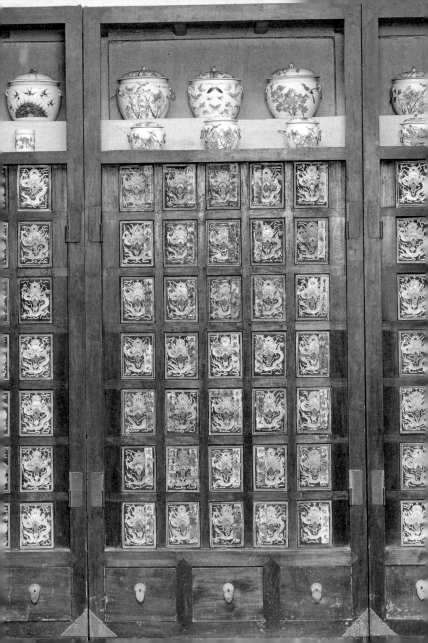

引 言

　　"神圣岂能在，调方最近情。存诚慎药性，仁术尽平生。"
这首诗是康熙皇帝赐予御医黄运的，后来，它作为太医院的院
训，高悬于大堂之上。

　　太医院已不复存在，与"太医"有关的话题却从未淡出人
们的视野。它是中医学、历史学、社会学、文化研究等领域的
研究主题，打通了科学与人文的边界；它见之于养生保健类的
专著，大受为种种"现代病"所苦的读者欢迎；在荧屏热播的
影视剧中，它附丽于人们对内帷欲望与阴谋的想象，品秩、地
位不高的御医，也因其官员与医师的双重身份、出入内廷的"工
作条件"，引人浮想联翩。

　　其实，御医的职责从属于国家医疗建制，自有章法可循；宫廷医务诚然涉及皇室私生活，而凭借丰富的医学文物佐证，自有线索可查；宫廷医学也非"禁中绝学"，其脉络清晰、递传有绪，许多内容已与我们的日常生活相融。

　　由古至今，医疗永远是民生大事。抵御疾病、维护健康，宫廷与民间有可相类比的经历。

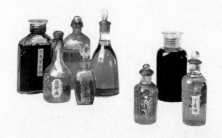

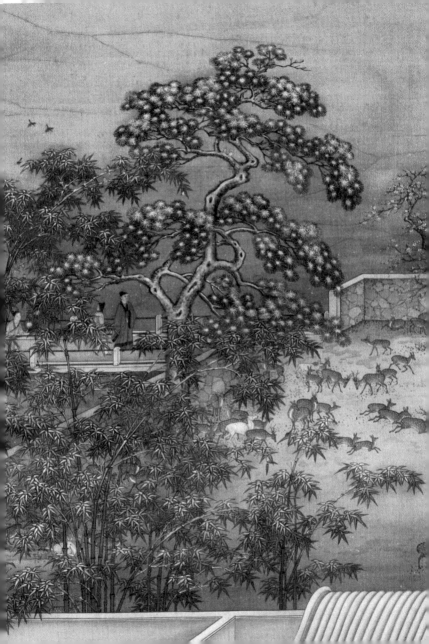

目　录

从宫廷到社会——国家医疗卫生的近代演变 9

解析宫廷医药空间——明清医疗机构与医药设施 23

清宫对医药的态度 41

皇室病案中的"宫闱秘事" 47

慈禧之美 61

御医养成计划 71

天花与清人日常生活——以医家形象为视角 83

抉择一九〇二——北京霍乱中的清廷应对 105

紫禁城中的杏林光华——清宫医学文物漫笔 121

參苓白朮丸

人參 五錢　於 术一兩二錢五分　茯苓 五錢　山藥 炒五錢

桔梗 五錢　扁豆 五錢薑汁炒　薏米 炒五錢　蓮肉 一兩

陳皮 五錢、　砂仁 二錢五分　半夏 五錢薑汁炒　黃連 五分薑汁炒

神粬 炒五錢　當歸 一兩酒洗　杭芍 五錢酒洗炒　香附 五錢童便浸炒

炙草 二錢五分

共研細麵姜棗湯打神粬糊為丸如菉豆大每服二錢白開水送服

从宫廷到社会

国家医疗卫生的近代演变

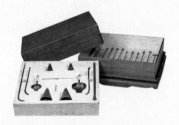

　　1821 年，是清宣宗道光皇帝改元的第一年，这一年入夏后，传入中国不久的真性霍乱第一次开始在全国范围内大面积地肆虐，并很快波及京师，"七月望后，京中大疫，日死者以千百数"[1]。这一严重的状况很快引起了道光的关注，七月二十六日（8 月23 日），他就此发出上谕：

　　朕闻京城内外，时疫传染，贫民不能自备药剂，多有仓猝病毙者，其或无力买棺殓埋，情殊可悯。着步军统领衙门、顺天府、五城，俱选良方，修和药饵，分局施散，广为救治。……俟疫气全消之日停止，分别报销[2]。

　　对这一严重的疫情，这位新皇帝颇为重视，不仅数次做出指示，还不吝费用。据当时著名的医生王清任记载，在这次救疗中，"国家发帑施棺，月余之间，费数十万金"[3]。

　　面对大疫，朝廷和地方官府采取措施开展救疗，这在今日看来，实乃理所当然，然而在传统社会，这样的救疗虽非绝无仅有的个案，但显然并非常态。在这次事件中，尽管瘟疫波及全国大部地区，且南方的疫情明显较京城为重，但朝廷的关注却仅限于京师，并未对地方的防疫做出什么裁示。应该说，当时的朝廷和地方官府是否对瘟疫做出应对，并无必然性，而要视政局和当事领导者的素养和关注点而定。造成这一现象的根本原因，在于传统社会，国家基本缺乏有关瘟疫救疗的制度性规定，既没有专门的人员、机构负责此事，也缺乏相应的经费支持。

当然，这不是说中国传统时期国家完全没有相关的医疗卫生机构和人员。实际上，早在先秦时代，国家就设有"医师"掌医之政令，并提供医疗服务。秦汉时期，国家设有最高医学长官"太医令"。隋唐时期，则出现了集行政管理、医学教育和医疗服务等职能为一体的医药机构"太医署"，并在各地设立医学。

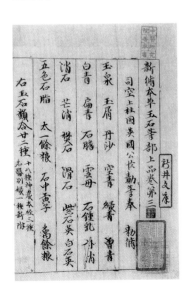

《新修本草》书影
清光绪十五年（1899年）德清傅氏影刻唐卷子本。《新修本草》又称《唐本草》，是世界上最早由国家颁布的药典，由唐政府列入太医署医药学生必修课目。

而至宋代,国家医疗卫生机构更臻极盛,设有翰林院医管局,行使医政管理和医疗服务功能,并设立太医局,专门负责医学教育,中央和地方还设有惠民药局等救疗机构。宋以后,国家医疗机构的职能又重归于一,并改称"太医院"。明清时期,国家在医疗卫生领域的进取心有所退缩,但太医院的设置一仍其旧,地方医学和惠民药局至少在名义上也仍然保持。

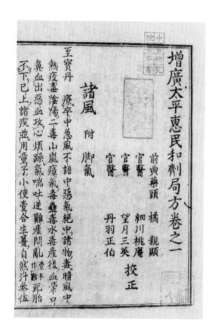

《太平惠民和剂局方》书影
北宋元丰年间(1078—1085年)政府设有和剂局、惠民局,专司医药制剂及交易。至崇宁年间(1102—1106年)药局拟定制剂规范,称为《和剂局方》。此书盛行于宋元之间,反映了当时流行的用药用方习惯,以及我国宋代官药局的演变情况。

表面上看，国家的医疗卫生机构颇为完善，但实际上，这些机构服务的对象基本都是宫廷和官员，而地方医学，由于职位很少，且品级寒微，能为地方官府提供服务已属不易，更遑论服务社会了。即使是惠民药局，由于数量有限，经费投入不足，实际上惠及民间的服务也极为有限，特别是到了明清时期，基本已名存实亡。像太医院，除了国家医政管理，其医学教育的目的也不是为了社会，接受教育者出路基本都不是流向社会，而是入职太医院，而医疗服务的对象除了宫廷人员外，有时也受皇帝派遣为某些官员和军队提供一定的服务，此外，偶尔也会在灾异之年受命为病疫民众提供救疗。比如康熙十九年（1680年）六月，饥民大量滞留京城，圣祖除命粥厂施粥外，还"遣太医官三十员分治饥民疾疫"[4]。但这并不常见，而且仅局限于京师。

因此，可以说，传统时期的国家医疗卫生机构，只是一个宫廷内的机构，基本与民间社会无关。实际上，当时国家对民间社会的医疗问题，也基本是放任不管的，对于医生的执业门槛、行业规范和医疗资源的配置等，均未做出制度上的规定，当时民间社会的医疗，基本是依靠市场机制来运作和调节。

国家缺乏对社会医疗卫生事务的介入和管理，并非中国独有的现象，在近代之前西方的情形也大抵如此。只不过，自18

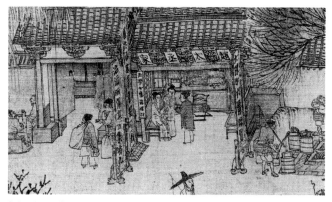

《清明上河图》局部　故宫博物院藏
"赵太丞家"，就是医生兼营药店。其门前所立高大的市招云："治酒所伤真方
集香丸"，"大理中丸医肠胃冷"。可见宋代都城医药分科之细致和医生的经营
活动。

世纪中叶以降，随着近代公共卫生体系的逐步建立，这种情况
才得到根本的改观。而在东亚世界，一个世纪以后，随着西方
文明影响的日渐加深，也开始对此有所了解。最早开始学习西
方近代卫生机制的是明治时期的日本，1871 年，医学世家出身
的长与专斋作为岩仓具视使节团成员之一赴欧美考察，在考察
过程中，英美特别是德国的卫生制度引起了他的关注和思考，
他开始认识到"负责国民一般健康保护"这一全新的事业的重
要性，遂回国开始着手创立日本的卫生行政制度[6]。在中央和地
方设立卫生行政机构，致力于创建面向社会的医学教育、医疗

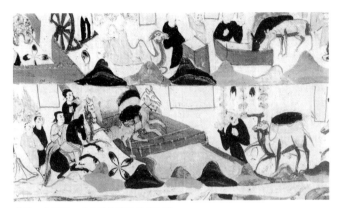

北周　送医图　采自敦煌莫高窟 296 窟
我国古代医学家多个体开业行医，病者请求出诊几乎无不应邀前往诊视。该壁画反映了医生被邀前往病家送医药的情景。

服务和卫生防疫等方面机构和设施，并对其进行管理。

　　与此同时，在西方医学传教士的引介、清政府外派使节的观察思考以及租界卫生实践等多重因素的影响下，西方的近代卫生观念和机制也开始引起了中国社会的关注。一方面，中日甲午战争的失利使中国社会不得不对日本开始刮目相看，进而逐渐形成一股留学东洋、学习东洋的风潮，卫生行政作为日本明治维新以来的新政的一部分，自然也引起了国人极大的注目；另一方面，当时日趋深重的民族危机，也让越来越多的有识之士开始纷纷探究拯救民族危亡之路，并逐渐认识到，卫生不良，身体病弱乃是中国"贫弱"的重要根源。于是，不少精英人士开始纷纷抨击国人的不讲卫生，并要求学习西方和日本，讲究卫生之道，建立相应的国家卫生制度，并将此视为"强国保种"的要务。在此背景下，清政府在清末新政的推行中，主要借鉴日本的"成功经验"，于光绪三十一年（1905 年）成立了中央

哑医堂　出自河北蔚县关帝庙壁画《百工图》

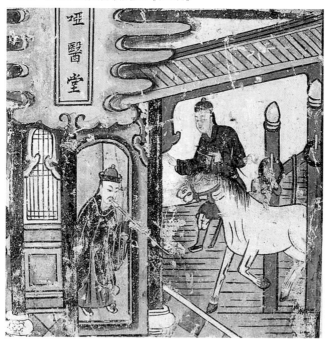

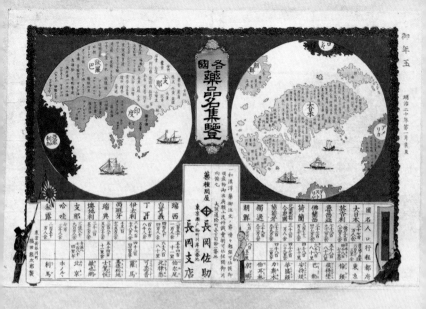

日本明治时期所绘之"各国药品名集鉴"

卫生行政机构——巡警部警保司下的卫生科,次年,巡警部改为民政部,卫生科亦升格为卫生司。"掌核办理防疫卫生、检查医药、设置病院各事。"[6]

与日本由中央政府制定卫生行政法规,然后推行全国的模式颇为不同,清代包括清洁事务在内的卫生行政基本是从地方出发,各自为政发展起来的。在光绪三十一年(1905年)确定国家卫生行政以前,一些与地方官府密切相关的医疗卫生机构,已在上海、天津等口岸城市出现,比如,在上海,借鉴租

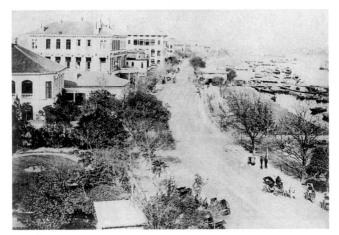

19世纪80年代的上海旧照

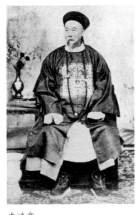

李鸿章

界的经验，至少从19世纪80年代开始，华界也设立专司垃圾清运的垃圾局或清洁局[7]。又如，光绪六年（1880年），时任直隶总督的李鸿章资助伦敦会传教士马根济（John Kenneth Mackenzie）创立了具有部分官办性质的总督医院（又称施医院），一年后又在此基础上设

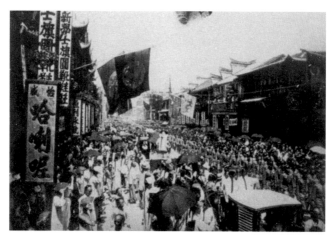

清末上海街区

立了官办的医学教育机构——施医院医学馆，并在 1888 年马根
济去世后，建立了官府独立举办的天津储药施医总医院[8]。不仅
如此，天津更在光绪二十八年（1902 年）创立第一个官办的卫
生机构——天津卫生局。这些在地方设立的医疗卫生机构，不
仅具有官办性质，同时针对和服务的对象也是面向社会。而另
一方面，国家卫生行政制度即使已颁行，亦未能被全面地贯彻，
在相当多的地方不过是一纸具文而已，推行状况具有明显的不
平衡性。不过，若就条规乃至理念而言，至清末，已经相当系统、
细致而成熟。不管怎样，医疗卫生制度近代演变的大幕已经拉开，

不仅民众的健康已经被视为关乎民族兴亡、官方有必要介入和
干预的国家大事，而且国家也开始追随西方和日本的步伐，开
始不断创设主要面向社会的医疗服务和医学教育机构。

从此，原本"养在深闺"的国家医疗卫生越出宫墙，走向
了社会。在国际局势和潮流的影响下，在近代民族耻辱的激发
下，在"强国保种"的追求中，在建设新型现代国家的愿望中，
国家的医疗卫生事业一发而不可收，以"现代化"的名义，走
上了持续而不断发展的道路。从此，个人的健康不再只是个人
的生物性事件，同时也成了政治和公共事务。从中展现的，不
仅是国家和社会对民众生命和健康的日益关注，还有国家权力
的扩张和医疗卫生背后的政治和文化。（余新忠）

施医院

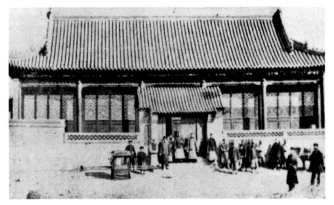

注释：

1. 昭梿：《啸亭杂录·续录》卷四，中华书局，1980年，第497页。
2.《宣宗实录》卷二一，见《清实录》，第三三册，中华书局，1985年，第389—390页。
3. 王清任：《医林改错》卷下《瘟毒吐泻转筋说》，李占永、岳雪莲校注，中国中医药出版社，1995年，第41页。
4. 赵尔巽等：《清史稿》卷六《圣祖本纪一》，第203页。
5. 長与専斎：『松香私志』，小船鼎三、酒井シヅ校注『松本順自伝·長与専斎自伝』，東京：平凡社，1980年，第133—139页。另可参阅小野芳朗「清潔の近代『衛生唱歌』から『抗菌グッズ』」，第98—105页。
6. 刘锦藻：《清朝续文献通考》卷一百十九《职官五》，浙江古籍出版社1988年版，第二册，第8790—8791页。
7. 参阅余新忠：《防疫·卫生·身体控制——晚清清洁观念和行为的演变》，黄兴涛主编：《新史学》第三卷，中华书局，2009年。
8. 参阅余新忠、杨璐玮：《马根济与近代天津医疗事业考论——兼谈"马大夫"与李中堂"兴医"的诉求歧异与相处之道》，《社会科学辑刊》2012年第三期。

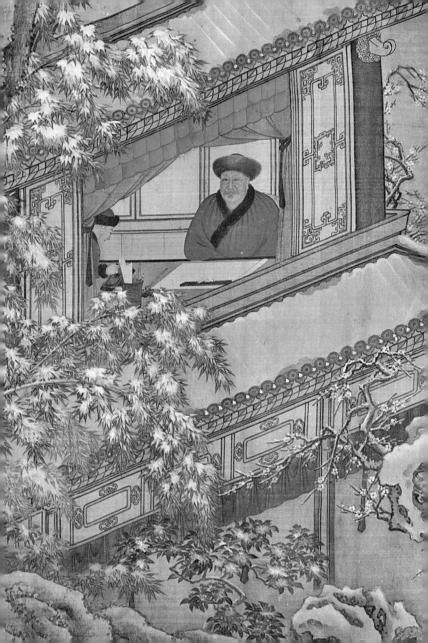

解析宫廷医药空间

明清医疗机构与医药设施

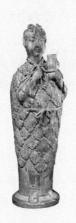

　　我国医学历史悠久，甲骨文中已有多种疾病记载，在《周礼》中已有医师、疾病等的记载，说明宫廷中已有专人司医事。此后历代宫廷都有司医的专门机构。"太医院"一词出自金代，元朝时也有专署，明朝设立了太医院，清代承明制，又有所革新和超越。紫禁城中的医疗机构与医药设施，不仅关乎国家医疗卫生事务的管理，亦对皇室成员的身体健康、医疗保健起着重要作用。

营建与完善

　　明代的医疗机构是医学提举司，设于朱元璋称吴王时的元代至正二十四年（1364 年），设有提举（正五品）、同提举（正六品）、副提举（正七品）、医学教授（正九品）、学正、官医、提领（俱为九品）等职。两年后，更名为太医监，吴元年（1367 年）改太医监为太医院，设院使（正三品）、同知（正四品）、院判（正五品）、典簿（正七品）等官[1]。太医院正常运转大约始于洪武元年（1368 年）以后，有关文物记载也逐渐增多。

　　太医院的主要职责是诊视疾病，修合药饵。洪武十四年（1381 年），定为五品衙门，归礼部所管，设太医院令一人、丞一人。在名义上，太医院是全国最高的医药行政与管理机构，但其职能重在为帝王及皇室的医疗服务，限于"王宫以内"。"王宫以外"之事似乎成为其附属，其职能多由地方医疗机构来承担。它对于宫廷内的其他医疗机构不负有统一领导的任务，只是在培养宫廷医生，委派御医、医士，以及对医生的选拔等方面具有建议和协调权[2]。

与太医院相关的机构有御药房、东宫典药局、内廷安乐堂、月子房等。

明朝建立后始建尚药局，洪武六年（1373年）改为御药局，嘉靖十五年（1536年）改御药局为御药房。在文华殿后建圣济殿，圣济殿为供奉三皇历代名医及御用药饵之处，以祀先医（清乾隆三十九年（1774年）在此建文渊阁，现圣济殿无存）。圣济殿殿后为御药库。御药房一般秩为六品，设有尚奉御、直长、御医、药童等吏目。其主要任务，一是收贮药材，辨别品种产地优劣，并进行炮制加工。在明代凡岁办药材都在出产地方派纳，每年各地解于御药房之药材都很多。凡解纳来的药材都贮藏在太医院生药库。二是负责御用药饵的制造、供奉。当皇帝有病时，御药房要专门委派医官会同内臣在局选药，连名封记药剂，并具本开写药性和证治法。煎药时，由太医院与内臣监视；煎成后，由御医和内臣先尝，然后进御。同时，记明日期与病因。明代御药房是直接管理药物的机构。

《明会典》记载，御药房系要害部门，每日须由太医院院使、院判、御医，分两班轮值，负责收受四方进贡及储蓄上用药品，并准备随时诊视和修制御用药饵。凡帝王染疾，无分大小轻重，规定应由太医院官诊视御脉，御医参看校同。明代御药房的特点是：内廷医药机构的首席长官由内侍内臣即太监担任，太医院院使不能充当，御医虽然是诊治疾病的主要人物，却只有极尽合药、医治之责。明代对帝王大小疾病的诊治过程皆记录在案，凡轮值供事者、诊事者、处方者、调制药饵者、试尝药物者都在"历簿"上详列无误，且由"中书省印合缝"作为凭据稽考。太医院对御药房的管理，通过选派太医院御医兼任御药房提督太监等职的形式实现，还通过御医兼职或由太医院提名委派医官任职，制约典药局、安乐堂等机构。

典药局是明代为东宫皇太子医疗保健服务的专门机构。它始建于洪武二年（1369年）八月，设有"郎一人、丞二人、内使十人"，另有司药、典药等医官；典药局郎秩正五品，丞从五品，官阶与太医院同列。东宫典药局"掌同御医修合药饵，供进汤药之事"。该局医官皆由太医院推举医士经吏部审选而定，负责派遣名医为皇太子诊视、合药等治疗和预防。

安乐堂则分为两种，一是内安乐堂，系专供内廷嫔妃治病养病的处所；二是安乐堂，专为宫内太监治病所设。"安乐堂设医官三员，医士三十名"[3]，据《酌中志》载，其任务"凡宫人病老或有罪，先发此处，待年久再发外之浣衣局"。可见，安乐堂不仅具备医疗功能，还是养老院，且兼作有罪之人的幽禁之地。据考，内安乐堂地处金鳌玉蝀桥西，羊房夹道内。安乐堂设在北安门里，有房官一名，掌司数十名。

作为内安乐堂和安乐堂的补充，明代宫廷还设立了月子房、浣衣局、净乐房。月子房专供宫内孕妇生产，配有三婆、奶婆、医婆、稳婆，即奶妈、通方剂之妇、接生婆，多达数十人。浣衣局是宫女们的终老之处。净乐房由内官数人管理，是专备宫女、内官中无亲属者死后焚化的处所。

除此之外，明代还有王府良医所，是为分封到各地的藩王服务的医疗保健机构。明初曾分封藩王 24 人，洪武四年（1371年）规定，良医所配置良医正 1 人、正八品，良医副 1 人、从八品；另有良医、寿官若干，自良医以下俱授文职，对于设在京师的亲王府邸，皆设司药 2 人。王府良医所必备药材、药品的供给与典药局相同，临时急需之药品须请御医会诊，皆应传报，并经太医院调拨。而明代京军中的医官、医士，亦皆由太医院统一派遣。对各地卫所的军医编制，规定由太医院选派一至二名医士担任，任务相当于军队中的司药、军医和兽医，专门协助医务工作。所需药材或成药均由国家免费供应，太医院的生药库与惠民局，实际上负有统一领导，或直接调配的责任。

综上所述，明代太医院的建制及其完善，经历了从医学提举司、太医监、太医院的不同时期，直至洪武二十二年（1389 年）才正式颁布太医院的机构建制。正五品衙门的认定，使太医院在名分上与其他政权机构同等重要，也反映出太医院须在礼部和吏部的辖制下执行其职能的艰难[4]。值得说明的是，明代基于其两京制度，在北京、南京均设太医院。北京太医院握有统一协调的支配权和领导权，南京太医院无法与之相提并论。

传承与超越

顺治元年（1644年），清宫设立太医院以掌医疗之事，沿用明太医院旧址。清代太医院在正阳门内以东之东交民巷内（现东交民巷路北东侧）。《乾隆京城全图》局部标明，太医院衙门位于正阳门之北，大清门之东，西邻礼部衙门，在今国家博物馆与正义路之间。太医院自明永乐年间建成，至光绪二十六年

《乾隆京城全图》中的太医院衙门

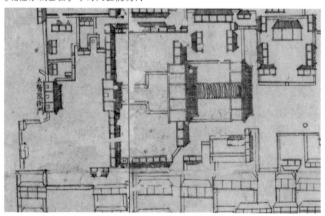

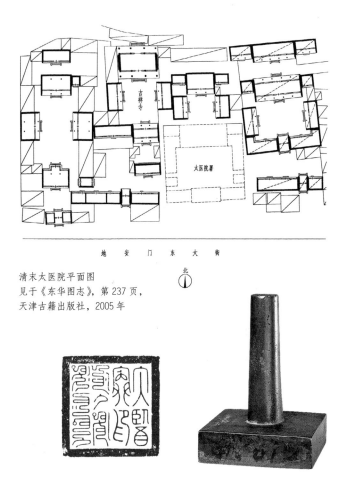

清末太医院平面图
见于《东华图志》，第237页，
天津古籍出版社，2005年

太医院印及印蜕
故宫博物院藏

（1900年），历经四百余年风雨。《辛丑条约》之后，太医院全部划为俄使馆，暂借东安门内大街御医白文寿住房为公所。光绪二十六年（1900年）另建新署于地安门以东南向，西门厢对户部衙门。二十七年（1901年）租赁东安门北池子街大悲观音院为公所，二十八年（1902年）在地安门外（东南向）东皇城根兵仗局东，内务府抄产一区并附吉祥寺空地一段另建新署（即现地安门中学东）。清末，太医院设在前门东南角上。日伪时期被炸掉，改建邮局，现今北京市邮局[5]。

另外，太医院在紫禁城撷芳殿东侧有两座院，设有太医值房和御药库（位于撷芳殿东侧，座西向东，西有药王殿，前后三重，共房36间），太医值房位于撷芳殿东侧之北，太医院自院使至医生，以所业专科分班侍值。给事宫中者，为宫值；给事外廷者，为六值。宫值于各外班房侍值，六值于东药房侍值。另外，太医院在不同时期还有其它办公之所。皇帝出行或每年避暑，都要随侍左右。《太医院志》载："光绪十五年（1889年）后圣驾时驻三海，太医院于西苑门口（紫禁城西南隅）南乞地一隅，官为建房一所，仅五六间，曰外值房。"

太医院的人员设置时有变化。《清朝通志》卷二十六（职官六）记载：太医院院使汉1人、左右院判各汉1人，御医15人，吏目30人。《清朝通志》卷二十八（职官六）记载：自顺治元年（1644年）初设御医10人，吏目30人。预授吏目10人，

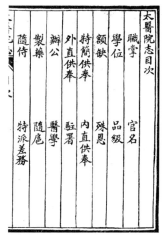

《太医院志》内页

医士 20 人。十八年，省吏目 20 人，并省预授吏目员额。康熙九年（1670 年），复设吏目、预授吏目 10 人，十四年，省吏目 10 人。三十一年，增置医士 20 人。雍正元年（1723 年），复增吏目 10 人，改授预授吏目为吏目。七年，增置御医 5 人。八年，吏目改为八品、九品者各 15 人，增置食粮医士 30 人。院使之上有管院大臣，为管理太医院行政事物之官，由满族的贵族王公大臣担任。《太医院志》载："国初（太医院）各官品级满汉间有不同，康熙九年改归划一。"[6]

太医院按医术分科，有"大方脉、小方脉、伤寒、妇人、疮疡、针灸、眼科、口齿，正骨、痘疹、咽喉 11 科。嘉庆二年（1797 年）以痘疹并入小方脉，咽喉口齿为一科，并为九科"[7]。单士魁先生认为应是康熙年间并为九科[8]。嘉庆六年（1801 年），将正骨划为上驷院医生管理。道光时，认为针灸"以针刺火灸，究非奉君之所宜"，因此"太医院针灸一科，著永远停止"，减剩七科。

光绪时，又将伤寒、妇人科并入大方脉，使设置剩为五科。明初太医院分科为十三科，清初为十一科，至清末仅剩五科，虽然分科少了，但医疗力量加强了，水平也提高了。

太医院自院使以下，由"品端术精所负之责"医士以上的人员按所业专科，轮流侍值，主要为皇帝和后妃看病，分内值和外值。皇帝出巡各处，医官也要随侍值班，"京西圆明园为皇帝离宫，驻跸时医官随侍入直，园之东南地名一亩园，有太医院御赐公所一区，计东西二所。以西为三皇殿，东所为大堂，计房八十余间。大堂有院使李德宣匾曰'春台尺五'。光绪十八年（1892年），慈禧太后驻颐和园，太医院官随侍入直，在大宫门外建筑公所。避暑山庄为皇帝行宫，早年皇帝巡幸医官随扈，由本院筹款在行宫左近置有民房为公所"[9]。可见，每当皇帝浩浩荡荡出巡避暑山庄之时，将由特派的侍值官跟随皇帝左右，到达目的地后，在为他们准备好的公所内侍值。

太医院所属机构有：（一）医学馆，同治六年（1867年）设。每年春秋两次考试医士、恩粮肄业生等；六年一次大考。内廷侍值院使、院判、御医免考。（二）教习厅，由御医、吏目内择品学兼优者充补。学员为初进院医生及医官子弟，学习无年限，专为本院选补医官而设。（三）首领厅，负责验看初进太医院医生所具呈报，送堂官面试等工作，是太医院的行政机构。（四）生药库，初属礼部，顺治十六年（1659年）改归太医院管理，十七年题准，选派官一人兼摄库房，颁给印信，设库役十名[10]。为收贮每年各直省解纳至京的地道药材等，由礼部所管。凡有出入，均须申明礼部，即使是内药房取用药材，亦须开列清单，申明礼部，照单开库领取。遇有不足时，由太医院给价采买，年终由各省药材折色报销。交进的生药材由内药房之切造医生炮制。"太医院初有施舍药品之例，顺治间曾在景山东门外建药房施药，康熙间曾在五城地方设厂施药，以后均停。"

清代的太医院取消了典药局、安乐堂等医疗机构，军队、监狱的医官统一由太医院差派、考核、升降。此时的太医院，作为宫廷医生的行政管理结构，隶属于礼部，为内廷供医，或奉派给王公大臣、外藩、军营看病。同时，它也是医学教育机构，设有教习厅以课生员，对宫廷医学的继承和发展起到了重要作用。

清代统治者对炼丹之事采取禁革的态度，取消了自隋唐以来各期医学教育中均设置的祝由、书禁科，反对并且禁止医药以外的其他法术活动。道光二年（1822 年）清廷颁旨，在太医院废止针灸科，这对针灸的发展，不能不说是巨大的障碍。

考索与辨析

太医院与御药房的关系

紫禁城医药设施有两个既关联又相对的机构，即太医院和御药房。清太医院是礼部之下"掌医之政令，率其属以供

御药房"药库"款铜杵臼
故宫博物院藏

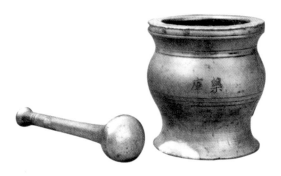

"御药房图记"印
故宫博物院藏

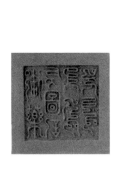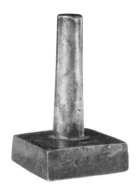

医事"的独立机构,主要负责皇室治病保健,还培养新的人才,除选拔人员要经过礼部外,都是独立行使职权的。而御药房为皇家私有,归内务府所属。御药房是内廷采办、储存、配制药品和太医分班侍值的重要机构。两者是不同的机构,但互相依赖,相互依存。太医院御医给皇帝看病,须有御药房专职人员带领前往,御药房御医又是由太医院选派。如乾隆时院判为刘裕铎,是诊治痘疹的专家。道光初年,管理御药房事务总管内务府大臣为桂恩,署理御药房事务总管内务府大臣为阿灵阿,御药房进出药物,均由他们管理。清代为帝后看病时,是由太医院开方,御药房抓药。两个机构各有职掌,各负其责,互相牵制。

寿药房的设置

道光时就有寿药房,"寿"为长寿之意,为后妃药房。在清末和逊清皇室服役的太监信修明说:"一个衙门(太医院),两处值班。皇帝(光绪)的御医值班在御药房。皇上后妃有病,皆传皇上的御医值日值夜的诊治,他们住在乾清宫的东廊下。太后的御医值班,住寿药房,寿药房在宁寿宫的西廊下,两边皆与主人的宫殿相距较远。"[11] 另外,北五所也有寿药房,寿康宫也有寿药房,长春宫也有寿药房,这是因晚清后妃居住分散而设的小药房。

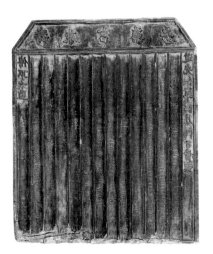

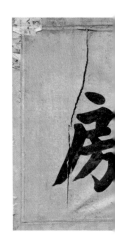

"寿康宫药房"字样木雕版
故宫博物院藏

由于清代内廷机构庞大，人员众多，一个药房很难满足需求，
所以在寿康宫、储秀宫、圆明园等处设药房，并各派两名内务
府大臣分别管理和署理药房事务。据《太医院志》载，东西药
房有圆明园一亩园公所、颐和园公所、热河避暑山庄公所、乾
清宫御药房、宁寿宫药房、寿康宫药房、寿安宫药房等处，这
应在道光以后，因清晚期"奉旨把乾清宫御药、永和宫寿药房一

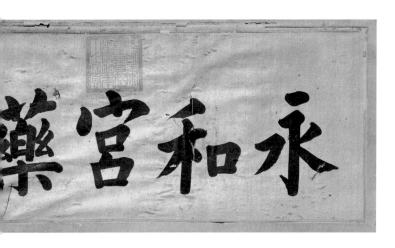

"永和宫药房"匾
故宫博物院藏

并为一事改组，上（皇帝）派院使赵文魁综理一切，御医任锡庚、
吏目杨世芬为经理，医士梁福思、朱曾煜、孙煜曾为班领，吏
目何廷俊、苏施霖、医士白永祥为班员，督率切靠医生修合药料、
烹调汤液，以供上用"。另在坤宁宫后端则门北屋也有太医值房，
《清宫述闻》解释为国初负责后妃生育之事，笔者认为晚清此地
也为药房，因为清末同治以后皇帝没有子女。而 1925 年，清室

善后委员会在点查文物报告中，仍然保留当时药房的记录。至今故宫库房中还有同治时"寿药房"款的药具。

现仍称为寿药房的有两处，即坤宁宫后端门南屋及北五所西第二所，有人认为系乾隆时重修时设，嘉庆十四年（1809年）还曾使用。笔者认为应是清晚期设，沿用到溥仪小朝廷时，至今医药库房内还收藏有当时寿药房陈设和使用的药柜、各种中成药、丸散膏丹，还有出巡使用的大药袋，各种制药、吃药及医疗工具。晚清的妃嫔状况较复杂，光绪时期皇后隆裕住钟粹宫，瑾妃住永和宫。这期间，宫内又有寿康宫药房、寿安宫药房。后来，端康皇贵妃（瑾妃）时还设立了永和宫药房，药房的设立显然是随妃嫔居住地的变化而增减的。从以上论述我们可以看出，同治以后御药房的权力分散了，妃嫔居住情况与药房的服务是紧密相关的。因为各朝皇帝在位时寿药房有增有减，所以没有固定数。（恽丽梅）

注释：

1.陈可冀、李春生主编：《中国宫廷医学》上卷，第365页，中国青年出版社，2003年。

2.同上。

3.李东阳等敕撰：《明会典》五册，江苏广陵刻印社，1989年。

4.陈可冀、李春生主编：《中国宫廷医学》上卷，第369页。中国青年出版社，2003年。

5.《中国宫廷医学》上卷，第599页。版本同上。

6.任锡庚：《太医院志》，1923年，石印本。

7.同上。

8.单士魁：《清代太医院》。

9.任锡庚：《太医院志》，1923年，石印本。

10.李鹏年等：《清代中央国家机关概述》，第224页，黑龙江人民出版社，1983年。

11.信修明：《老太监的回忆》，北京燕山出版社，1992年。

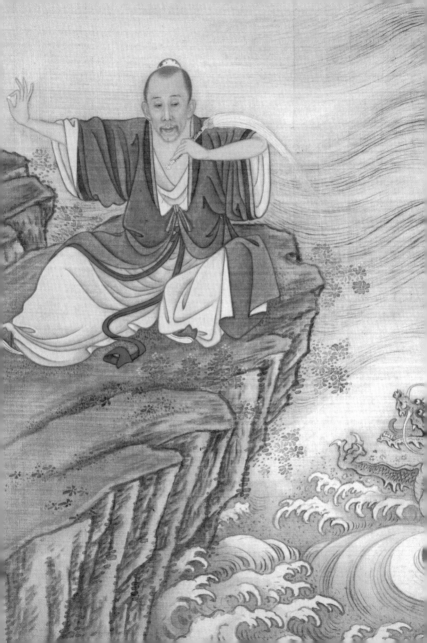

清宫对医药的态度

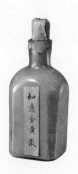

满洲在入关之前，习俗与蒙俗有共通之处，对于汉地的医疗习惯并不是很接受，有着独特的"不饮药石"习惯。比较典型的例子即是苏麻喇姑。苏麻喇姑晚年病重，康熙帝想要让她服药治疗，又知苏麻喇姑一向有不饮药石的习惯，故而让皇子允祉等人将药称为"草根"以使她服用。而苏麻喇姑却回答说："唯奴才自幼不服任何药，是皇上稔知者也。虽为草粮，亦系药矣。今我病势重大，即服药亦无益。"（《胤祉等奏报苏麻拉祖母病势折》，出自《康熙朝满文朱批奏折全译》）

不光是在对待疾病时如此，后世那种"代茶饮"的日常调理乃至进补调养，在传统满俗中似乎也不被提倡。康熙帝曾经说："朕尝谕人勿服补药。好服补药者，犹人之喜逢迎者也，天下岂有喜逢迎而能受益者乎。先年，满洲老人多不服药，而皆强壮，朕亦从不服药。"（《圣祖仁皇帝实录》康熙四十六年［1707 年］六月己酉条）

那么，传统满俗里如何养生治病呢？专记康熙帝言辞的《庭训格言》里提到养生、治病等事共有 10 条左右，超过一半都提到了"人之养身，饮食为要"，"养生之道，饮食为重"的概念，简单而言，即是食疗。另一方面，随着入关之后对于汉文化的接触，从康熙帝开始的清代皇帝，也有颇通中医者，其中特别以康熙帝为翘楚，自称"自幼所见医书颇多"（《庭训格言》）。光绪帝对医学也颇有心得，其与康雍乾三帝据说都能够达到自开方药的地步。但是，这种对于医术的理解似乎并未成为一种良性的助益，反而经常引起帝王与太医之间的矛盾。

由于自诩了解医理，清代帝王对于太医所出具的药方往往颇多意见，对于太医治病的时效性要求更是十分严格。在对太医的朱批中，经常可以见到"某某日之前就应治好"之类的催促语言。对于太医的诊断，皇帝也多有不同意之处，太医们为求安稳，无论对错，基本都按照皇帝的指示进行，这样就很难保证治疗的效果。况且，一旦治疗失败，皇帝常会责罚，或是口头批评，或是革职查办。若"庸医误人"（康熙帝朱批），"名医伎俩，仅止如此，亦可叹矣"（光绪起居注上谕），甚至于"到底治死了"（乾隆帝朱批）等冷嘲热讽，也是十分常见的。

从清中叶到晚清十分盛行的另一个医疗观念，则是"净饿疗法"。这种理论认为，贵族生病，特别是贵族家内儿童生病的主要原因，皆是饮食过当，对应方法便是减轻饮食，乃至于"顿顿喝老米粥"。根据《庭训格言》的记载，这种净饿疗法在康熙朝就已经出现。康熙帝说："设如身体微有不豫，即当节减饮食。然亦惟比寻常稍减而已。今之医生，一见人病即令勿食，但以药物调治。若或内伤饮食者禁之犹可，至于他症，自当视其病由，从容调理，量进饮食，使气血增长。苟于饮食禁之太过，惟任诸凡补药，鲜能资补气血而令之充足也。养身者宜知之。"而从事实的发展上而言，后代儿孙们显然没有听从他的规劝。

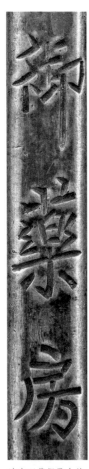

清宫旧藏银匙上的
"御药房"款

　　清宫太监信修明在《老太监的回忆》中说："小儿科的大夫，常说要节食、要避风等言语，在大夫来讲并无不对，但是怎样节食，怎样避风却没有交代……光绪皇帝十岁上下，每至太监房中，先翻吃食，拿起就跑。及至太监追上，跪地哀求，小皇爷之馍馍已入肚一半矣。"而溥仪更在他所写的《我的前半生》中提到，"我六岁那年，因为我吃糖炒栗子吃多了，就生了病……于是我就连续吃了一个月左右的糊米稀粥，结果是把我饿坏了"，以至于被饿得偷吃喂鱼用的烤馒头，甚至在各王府向太后进节礼食盒的时候，"本着人类生存的本能"去抢里面的熟猪肘子。

　　这种和现实脱轨的"净饿理论"后来从宫廷影响到王府、

世家之中，也造成了很坏的影响。溥杰先生记录说："我那位
叶赫那拉氏祖母由于第二次载沣被姊姊硬要入宫中，成了类似
生离的母子关系，所以对于剩下来的两个儿子，便作了'爱之
适以害之'的抚养，老怕他们吃多了生病，便从'减食少病'
上着眼，因此我那两位伯父便一个一个在'母爱'之下由于营
养不良而形销骨立，而气息奄奄地献出了他们的童年。"（《大
清王府》）（橘玄雅）

马宝

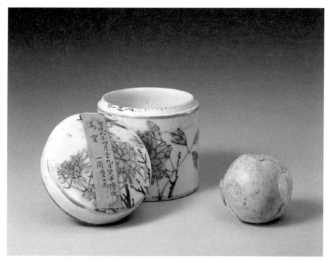

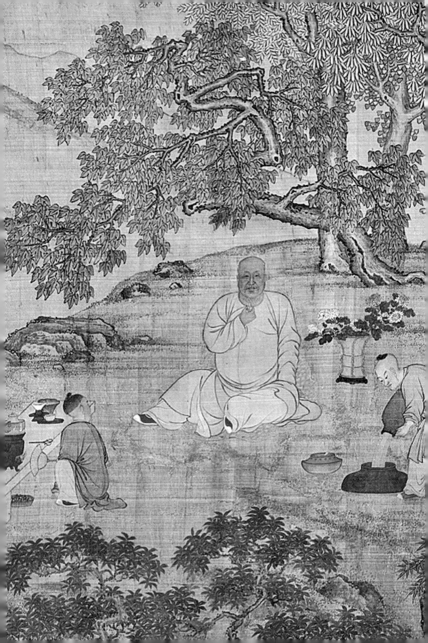

皇室病案中的"宫闱秘事"

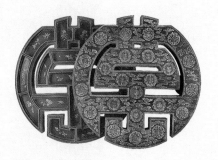

从临终脉案看清帝的死因

在宫中，再没有比皇帝罹患重症更会令御医们惊惶失措的了。但他们又必须面对皇帝们迟早要发生的沉重病势甚至死亡，用尽全部智慧做最后的挽救，一旦失败，他们很可能落入不知何去何从的境地。他们也以其诊视疗病的记录，成为皇帝"最后时刻"的见证人。

乾隆帝的临终医案是从乾隆六十三年（1798年）十二月开始的（为了在位时间不超过祖父，乾隆帝让皇位给嘉庆帝。但皇宫内依然用"乾隆"纪年），当时他已是太上皇，有88岁高龄。在他生命的最后一个月中，身体并无大病。御医沙惟一、钱景诊脉的结果显示，皇上脉象安和，只是心气不足，身体发软，夜间少寐，开的药方如参脉饮、灯心竹叶汤、养阴育神汤、镇阴育神汤、参

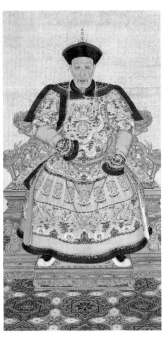

乾隆帝晚年朝服像

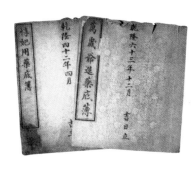

乾隆帝、惇妃进药底簿
故宫博物院藏

莲饮等，这些都是帮助年迈的乾隆帝进补气血的调理汤药，这些补剂虽然有一定的作用，但是对于年老气虚的皇上来说，绝不是起死回生之术，不过乾隆帝如此高寿，也算是善终了。

　　嘉庆帝是乾隆第十五子，在位 25 年，1820 年去世，终年61 岁，他的死因从医案上看，源于一次暑热风寒。当时嘉庆帝虽然已年过 60，身体却相当健硕，在军机处的上谕档案中，也有他登山跋涉而不知疲倦的记述。嘉庆帝是在去避暑山庄的路上偶感暑热，到了避暑山庄后又有点着凉，加上颠簸劳累，身体状态不佳，勤勉的嘉庆帝却还不以为然，继续带病批阅奏章，终于积劳成疾，而且这一病竟然不到一周就驾崩了，实是令人惋惜。当时随行的郝进喜、商景焘、李澍名、苏钰等都参与了对嘉庆帝的救治，他们先是用藿香正气丸以及一些清鲜代茶饮、导赤代茶饮等调理嘉庆帝的湿热，虽然解了表面的热，但是风寒伤到元气，嘉庆帝的虚火更盛，咽喉疼痛难忍，还产生气喘，御医们的参脉定喘汤最终也没能救活嘉庆帝。

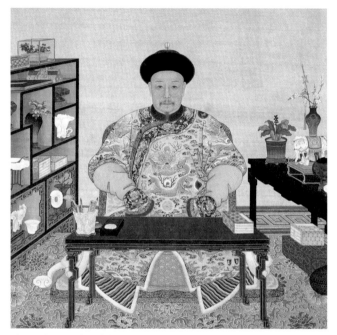

清　佚名　颙琰朝服像轴　故宫博物院藏

　　现有的清宫医案记录中，要数光绪帝的病案记录最多、最全。他在位33年，这期间的病案记录有千余之多。值得注意的是，在戊戌变法前的20年，病案记录并不多，有76次，但是变法失败后被囚瀛台的十年中，记录竟然达到了900多次。这样算一下，每年要让御医诊视90多次，差不多月月都看病。尤其在光绪三十四年（1908 年），他死前的一年中，仅从三月到七月，记录就有260 次，给他诊治过的御医就有 30 多人，其中陈秉钧是诊疗最多的一个，给光绪看过 100 多次病。

　光绪帝的病，从病案上看，御医们多强调脉沉弦数，主要的症候是肝脏郁热、肝旺脾弱、心肾两亏等。光绪帝自感饮食没有胃口，经常有耳鸣现象。御医们认为是他天生体弱造成的，治疗上都按照这些症状处方，不过并没有明显效果。

瀛台涵元殿

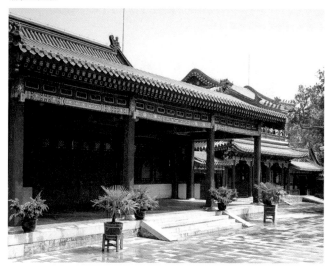

法国驻京医官多德福为光诸会诊脉档案
此为光绪二十四年（1898年）九月初四脉案档，此方中应用地黄末等
中国第一历史档案馆藏

　　在对光绪帝的治疗过程中，有些人物和事件特别值得关注。法国驻京使馆的医官多德福在光绪帝被囚禁27天后，进宫给光绪帝诊治，他根据光绪帝自述的病情给他做了化验，最后认为光绪帝之病叫做"腰火长症"，即肾炎。多德福认为应避免肾功能过度劳累，并建议服食人乳或牛乳，建议用外洋地黄末，或者用拔火罐。不过，当时光绪帝身边的御医并没有采纳多德福的意见，还是用传统的中医办法治疗。

　　经过一年多的治疗，光绪帝的身体似乎有了起色。在光绪二十七年（1901年）至三十三年（1907年）七月前，竟然没

有医案记录，不过这到底是因为病愈还是资料丢失，现在很难下判断。

从光绪三十三年（1907 年）七月开始，我们又看到一名新御医出现在给光绪帝治病的行列中，他就是力钧。他在七月到八月间成为给光绪帝看病的唯一御医，共计诊病 23 次。力钧是个中西医结合的医家，他在论述病理时运用了西医解剖学的知识，光绪帝能让一人诊治一个多月，恐怕也是看重了他汇通中西的治病特长，可惜仍是不见效。因此，又改由力钧与陈秉钧、曹元恒等传统中医共同进行诊疗，但皇帝的病势却是逐渐加重了。

可能是光绪帝久病成医，对御医的药方倒也了然，他训斥御医们道："我的头晕症状一直都不能完全治好，经常复发，所以你们一直给我吃药，各种温热补泻的丸散汤膏等方剂七七八八地开了这么多，可也都没什么效果，现在还生出许多其他病症。我看都是因为乱服药造成的。"他还直接指责为他看病最多的御医陈秉钧说，每次用的药都不是很对症，诊脉的时候也是例行公事的样子，这样怎么能仔细推敲病情，不过是敷衍了事而已。还号称是名医，怎么能这么草率呢？陈秉钧被点名斥责之后，光绪帝半个月都不让他给自己看病。其实御医给皇上看病哪敢有半点不精心，只是光绪病情总不好转，只好冲御医们发脾气。

金石斛三錢 生甘草三分 雲茯神二錢 橘絡八分
生白芍一錢五分
引用 生熟穀芽各三錢 夜交藤三錢
七月初七日 臣 呂用賓 請得
皇上脈左寸微大心火之象暑氣入中故心中懊憹夜寐不安左
關弦數肝不潛陽故丑後即不能寐耳鳴尤甚右關不調
脾虛受濕故嗌酸食少滯化午時至丑時溏便四次腰微
痛體倦嗜臥兩尺軟弱仍下元虧虛故腰胯痠痛筋掣跳
神困懶步合按本病遷延未減而不寐便溏尤宜調理僅
專以足陽明足太陰主治經云陽明主宗脈四肢主脾土胃
不和則寐不安近日暑濕相蒸虛體最易感受擬清暑利
濕以和脾胃稍佐肝腎之品以固本元
藿香梗五分 橘皮四分 黃連二分 白扁豆三錢
炙甘草四分 益智仁一錢五分 雲茯苓二錢 野於朮一錢
吳萸一分
引用炒谷芽三錢 夜交藤三錢
七月初八日 臣 呂用賓 請得
皇上脈左部弦數之象略減右部仍濡弱耳鳴頭暈腰胯痠痛等

光绪帝用药底簿

上用炭面三兩兌薄荷面
十月十六日
上用鹽炒檳榔末二兩 淡檳榔末一兩 豆蔻末二兩
鹽炒檳榔末二兩 香肥皂五兩一團
十一月初一日
上用玉容散加減分兩一兩
十一月初二日
上用柏樹汁淨葉二兩 熬汁 柏樹葉八兩兌柏樹枝面三錢 熬汁
十一月初五日
上用棗檳榔六兩
十一月十一日
上安通宣理肺丸九丸
十一月十三日單勝泰傳

光绪药方

十二月三十日戌刻
皇上代茶飲
西洋參一錢 漂白朮三錢 廣陳皮二錢 知母二錢
川貝母三錢 薏苡仁四錢 法夏片一錢 雲苓三錢
苦杏仁三錢 炙甘草五分
水煎代茶
本方去知母加玉竹二錢 生山藥三錢
范一梅謹擬
王大濟敬書

光绪用同仁堂药味底簿

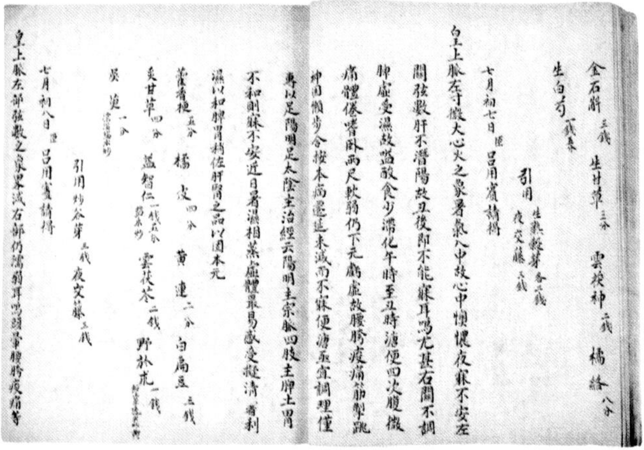

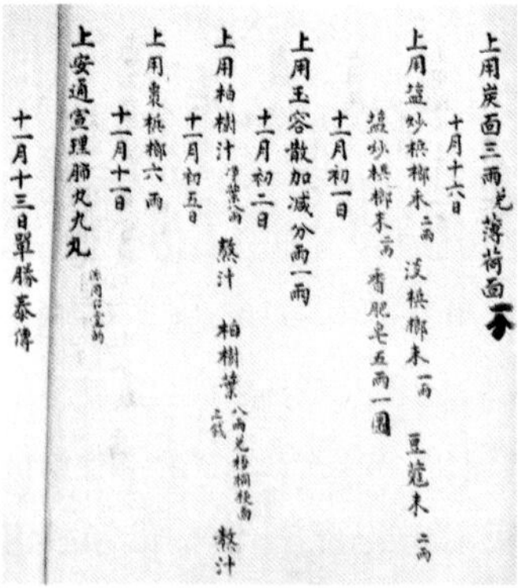

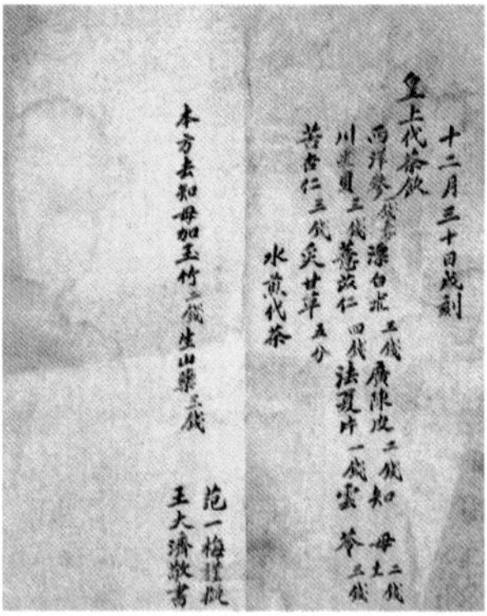

在光绪帝临终前的四个月中，各地举荐的名医也进宫与其他御医一起参加诊治，其中包括杜钟骏、张彭年、周景涛等。但是光绪帝的病症实在太多太杂，在最后的一个多月，光绪帝腰痛极其严重，他自认为是服药过多，越服药就越感觉病重，并且告诉御医应在开方时明确告知是否有疗效，不能以药试病。其实，御医们心里明白皇帝已经病入膏肓，不仅绝不敢说出，甚至还在病案中加以隐瞒。杜钟骏在《德宗请脉记》中记述了参与抢救光绪帝的事情，在记述每日诊疗病簿时，自认为"予于案中有实实虚虚，恐有猝脱之语"。他预见到光绪帝之病危在旦夕，但内务大臣们认为这样会吓到皇上，不允许他照实记述。杜钟骏只好在当天医案中删去了"此病不出四日，必出危险"的字样。

杜钟骏的预测果然正确，没过两天，光绪帝忽然昏厥，召来杜钟骏及周景涛、施焕来诊脉，他们诊治之后，实告内务大臣说，今晚必不能过，不用再开方了。可是大臣还要他们照开方，说怎么写都行。于是几位御医只好写皇上危在眉睫，拟生脉散，不过药还没进上，光绪帝已经驾崩了。

光绪帝死后第三天，御医们的灾难就开始了。朝廷下了两道诏书，第一道先处罚各省所荐进宫的御医，陈秉钧、周景涛、杜钟骏、曹元恒等都在名单之中，均被降级留任。第二道就是处罚太医院院使张仲元、御医全顺、医士忠勋等人，也是革职带罪效力。

后妃医案中的红颜遗事

　　晚清的隆裕和珍妃都可算是清史上很有说头的后与妃。在光绪帝短短 30 多岁的生命中，仅有一后两妃，比起其他各代皇帝的三宫六院真是有些可怜。也许正是少，才使得隆裕和珍妃的矛盾更为激化。隆裕是慈禧的侄女，这门亲事也是慈禧亲自操办的，而珍妃也是慈禧亲选入宫，起初亦受慈禧认可。不过，可能是光绪帝心中一直暗藏着对慈禧的反叛，抑或隆裕和珍妃无论在容貌还是才干方面确实差距太大，总之，光绪帝一直对珍妃宠爱有加，对隆裕冷淡非常。

　　翻检病案可以发现，这些深宫中的女人虽然锦衣玉食，却过着压抑的生活，遭受了各种病症的折磨。

　　隆裕比光绪年帝长三岁，而且活到了民国。在慈禧死后，她立宣统为帝，也做了皇太后。隆裕的医案在记载中有上百条，给她看病的御医主要有庄守和、张仲元、佟文斌、忠勋、全顺、周鸣凤、李崇光，其中庄守和是太医院院判，张仲元接庄守和的班，成为最后一任的太医

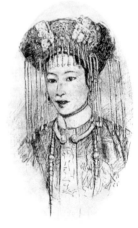

美国画师卡尔所绘的隆裕

院院判，李崇光是太医院左院判。在他们的诊断病历中可发现，隆裕的病基本是宫中常见的病症，由于心情抑郁，脾胃不和，肝气郁积，她身体非常虚弱，病程也较长。光绪三十二年（1906年）四月，隆裕曾因脾胃积蓄湿热，外感风凉，导致头晕身疼，腹部坠痛并且腹泻。庄守和前后花了近两周时间才调理好，庄守和在治疗上也采用了比较特殊的治痢疾手法，先用解表清化湿滞饮来疏散邪表，等到外表症状解除后，再用调胃化滞饮等清肠消炎。隆裕经常的病症也多是暑热感冒、腰疼、气虚、咳嗽、心悸、头痛、胃部不适等。在医案中，还记载了隆裕的几个漱口方和刷牙散，这也是清宫常用的刷牙方。御医给隆裕经常开的保健品有皇太后清胃代茶饮、养阴润躁膏、皇太后和胃育神膏、皇太后凉阴和阳育神膏等。

　　隆裕死于1913年，临终时由张仲元和佟文斌诊脉。当时的脉案记载："皇太后脉息左寸关浮散，尺部如丝。症势垂危，痰壅愈盛，再勉拟生脉化痰之法以冀万一。"在隆裕的生脉饮加入西洋参、麦冬、五味子、橘红、竹沥等，也是想增加强心、化痰、清心的作用，但是一个"勉拟"也可看出御医们已无力回天了。

　　珍妃比起隆裕来说似乎更健康，翻阅医案却发现，这个充满青春活力的女子其实一直疾病缠身。珍妃的御医比起隆裕，地位品级会低一些，这也反映出当时宫中森严的等级制度。珍

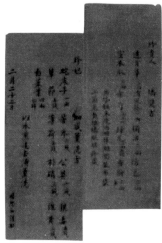

珍妃外用医方二则

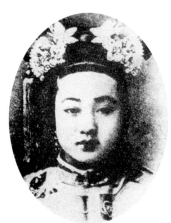

珍妃旧照

妃从珍嫔到珍妃再降至珍贵人，御医也有所变化，其中珍嫔时期是李德昌，成为珍妃后改成了杨际和、刘玉璋，杨际和是太医院的左院判。而降为珍贵人时主要有冯盛化、王继曾、白文寿、张仲元等人，当时张仲元只是一个普通御医，这几个人的地位显然低了很多。珍妃的病也都是一些慢性病，诸如咳嗽、关节炎，还有一些妇科病。杨际和给她开出了清热调肝饮、外用熏洗剂等来进行调治，并取得一定效果。

由于支持光绪帝变法，又在与隆裕争宠中获得绝对优势，所以珍妃为慈禧太后所不容，甚至用罕见的杖责来责罚她。珍妃受杖责后，张仲元负责诊治，病案中频频出现的字眼是："抽搐气闭，牙关紧闭"，"人事不醒，周身筋脉颤动"，"恶寒发烧，周身筋脉疼痛"，她当时经历的苦楚可想而知。

在人们心目中，珍妃一直都是美丽动人的，遗憾的是她的美容药方并没有见之于医案。珍妃似乎注定是个悲剧人物，最后被慈禧赐死，留给今人无限喟叹。（赵阳）

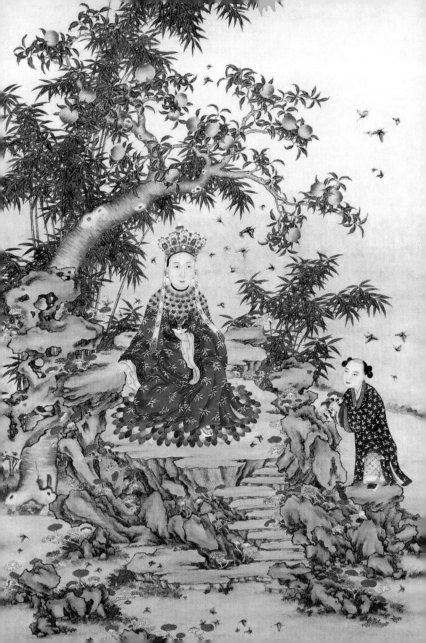

慈禧之美

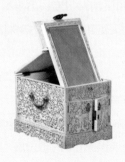

　　晚清时期，慈禧太后临御天下，执政长达 48 年之久，是名副其实的铁腕统治者。她精于权术，对于权力极为渴望，不允许任何人觊觎神器。然而，像天下所有女子一样，她同样醉心于养颜、美容，而且，她所擅用的美容手法别具一格，不仅能增益美色，而且都有益于身体健康，颐养身心。

珍珠养颜　玉容无瑕

　　女人之美，有三大特点：容色如花、头发乌黑、眼睛明亮。万般美丽，以容色为先；容色如花，首在肤如凝脂。《诗经·卫风·硕人》描绘美人庄姜时，称其"肤如凝脂"。凝脂的特点即光滑、细腻而洁白，这一特征一直是中国古代美女的主要标志。慈禧太后非常喜爱涂脂抹粉，还喜用药补、食补等多种方法。她不仅每天精心妆扮，还很喜欢发明、动手制作化妆品，尤其钟爱纯天然的化妆品和保养品。若选一样慈禧最钟爱的美容之物，那便是珍珠了，她每天使用自己发明的珍珠粉，须臾不可离。《开宝本草》说："珍珠涂面，令人润泽，好颜色；涂手足，去皮肤逆胪。"所谓"逆胪"，就是皮肤粗糙，起倒刺，也就是说它不仅可以美化容色，亦有滋润肌肤的功效。慈禧太后研珍珠粉的工序十分讲究：首先，选择品质上乘的珍珠洗净；用布包好之后，加豆腐、水，一起煮两小时；取出后，再将其洗净、捣碎；再加入少许清水，缓慢地精心研磨，直至其指粘如无，干燥后即可备用。状如细末的珍珠粉，须再用鸡蛋清调匀，方可使用。慈禧太后每天晚膳之后，必以温水洗面，涂抹珍珠粉；睡觉前，再用清水洗净，然后涂上忍冬花水，方才踏踏实实地就寝。

这样一套以珍珠粉为主的护肤方法，不仅程序极繁复、极费时，其配料的选择亦很讲究。现代医学研究表明，豆腐中的大豆异黄酮能够延缓皮肤衰老，卵磷脂能抗氧化，阻止皮肤变黄、变粗糙。蛋清中则含有蛋白质、蛋氨酸等营养物质，且有清热解毒、消炎，保护皮肤、增强皮肤免疫功能的作用。所以即使用起来并不便宜，其功效却令人欣喜，慈禧太后长年坚持使用，终于滋养得皮肤盈润白皙。

对于这种自创、自用的美肤之法，慈禧太后颇为得意。有一次，她欣欣然对侍从在侧的女官德龄说，珍珠粉这东西，很好，能够帮我留驻青春！它的功效，主要是在皮肤上显露，可使皮肤永远柔嫩、富有光泽！可见，慈禧本人也认为正是这一美肤要诀，使她直至晚年仍然风韵不失、姿容姣好。

乌鬟云鬓　内外兼修

清宫佳丽们从来不惜在头饰上花费时间。《大清会典》记载，后妃有朝冠、金约、耳饰、朝珠等。朝冠上，有金凤、东珠、珍珠、珊瑚、猫眼石等。金约上，饰珍珠、青金石、绿松石等。至于发型，宫廷之中例行"两把头"，头发以金、银、玉、翠等不同质地的扁方分成两把。清末时，两把头以青缎唱主角，装饰在头上，与真头发连结。

慈禧太后地位尊贵又性喜奢侈，对于发饰、发型之美的要求几近苛刻，一头美发对她而言，可能比生命还重要。据宫廷近侍太监信修明在《老太监的回忆》一书中说："慈禧之头面，向不易梳。四十岁之后，发已脱落，仅存鬓边和后脑短发，修饰唯仗技巧。否则，俨然一位秃老太太。太后喜庄严，顶心一束假青发，是红胶泥粘的，两边贴的是发片。大两板头，为满洲之官妆，最怕碰脱，极须小心。"

在发量不丰的情况下，做出千姿百态的花样、装饰繁复精致的琳琅珠翠，这真不是寻常人能完成的。除了谨慎伺候，更须在其头发的日常养护上下功夫，梳头、洗发、保养各个环节都要用心。太监李莲英之所以深得宠信，善于侍弄、保养慈禧的头发是一重要原因。

李莲英的梳头手法娴熟流畅。他不仅能打造出多款全新、多变化的发型，还能做到不梳断、不梳落一根头发！据史料记载，他每天会为太后一日三梳头；每次梳头，细梳、勤梳、

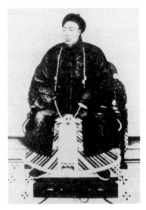

李莲英

精梳，交替进行。交替梳头时，他还选用不同质地的梳子，以象牙梳和黄杨木梳为主，各种梳子，大小、粗细、疏密不同，用力也不一样。李莲英能够接替安德海，任职太后宫掌案太监，进而成为二品之职的大总管，也多亏了他那近乎于"专业发型师"的美发技巧。给慈禧太后梳头时，有时会搭配使用"乌发不落方"。这一方料中，榧子三个，核桃二个，侧柏叶一两，方法是"捣烂，泡雪水中，梳头"。榧子干平，有杀虫、润燥之功。核桃有润肤、补脑和黑须发之功效。

其实，慈禧太后的发质底子不错。据史料载，刚入宫时，她的头发乌黑，非常健康，且保养得很好，执政以后，内忧外患，肠胃不和，遂开始大量掉发。中医认为：肾和血液，都与头发密切相关，肾好、血和，则头发乌黑发亮，富于光泽。相反，肾衰、血虚，则头发干枯，没有光泽，容易脱落。慈禧太后的头发是油性的，经常爱出油，属于溢脂性脱发，她又爱吃油脂性的食物，不好医治。头上经常亮光光的，到 40 岁左右，她的头发便不再丰茂。

为此，御医们千方百计寻找和配制秘方，以求为太后养发和护发。汪守正、马文植、李德立等成为慈禧太后专用御医后，每天轮流值班，为太后号脉。他们发觉，慈禧太后脉息两寸虚弱，两关玄滑，经过会诊，决定以温补固肠饮进行治疗，以温肾补血；然后，再加赤石脂、禹余粮汤和四神丸，以健脾壮肾，固精养发。

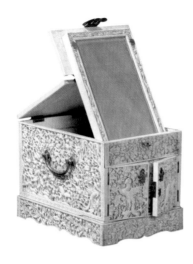

清宫象牙雕梳妆匣

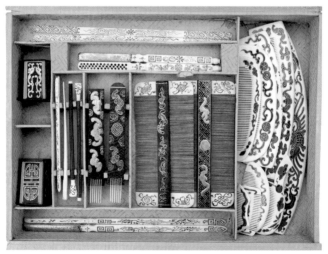

描金带彩象牙什锦梳具

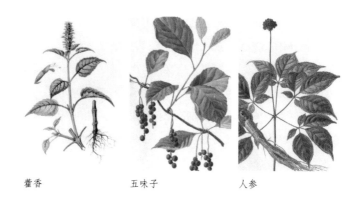

藿香　　　　　　　五味子　　　　　　人参

后来，御医以补脾固肾饮、延龄益寿丹、长春益寿丹等调理慈禧的肾脏功能，进而间接滋养秀发。

　　光绪六年（1880 年），46 岁的慈禧感觉特别不适，时常心虚气短，头晕腹泻；而且头发脱落、干枯的情况比较严重。为此，江苏巡抚关炳元推荐了精通女科的马文植。他确诊太后之病是因为五脏皆虚，因积劳、积郁所致，开具的药方主要包括天冬、山药、牛膝、杜仲、人参、木香、五味子、覆盆子等，以蜂蜜调成桐子大小的药丸。因为慈禧太后此时住在长春宫，此方定名为"长春益寿丹"，于光绪六年（1880 年）二月初五日进呈服用。从史料记载上可知，这一年从六月到九月，慈禧太后的身体大为好转，皮肤开始滑润，头发色黑、柔顺，富于光泽。

　　御医们还针对慈禧太后的喜好，研制了许多简便易行的方子。其中以菊花散和捆头方为代表。菊花散用九种药草精制而成，将药材研成粗渣，加入浆水，煮沸之后，去掉渣子，用汤药洗头。它清香幽凉，慈禧太后喜欢这个味道，经常使用，油性头发大为改观，慈禧太后很欢喜，并且因此常喝菊花茶。捆头方是以八味中药制成：将菊花、牙皂、薄荷、荆穗、香白芷、白僵蚕、藿香叶、零陵香加水煮沸，晾凉之后，加入冰片。梳头时，就用此水捆头。试用一年之后，收效甚好。

随着年龄的增长，慈禧太后的面容、皮肤和头发，多次出现病变，也多次反复。御医们便用加味六君子汤、益气养荣汤、五芝地仙金髓丸等进行调理和滋养。光绪三十一年（1905 年）七月初五日，御医又进献"香发散"。它以零陵草、辛夷、玫瑰花、檀香、川锦纹、甘草、粉丹皮、山柰、公丁香、细辛、苏合油、白芷共为研末，用苏合油拌匀，晾干，再研细面。方上称："发

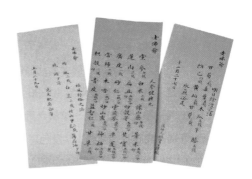

慈禧药方一组

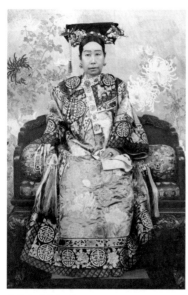

慈禧太后六旬照

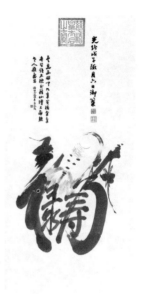

慈禧御笔　福禄寿轴

有油腻，勿用水洗。将药掺上，一篦即净。久用，发落重生，至老不白。"这味香发散，药物多为性温芳香之品，具有通窍、避秽、香发、护发及预防白发之功效。

　　从光绪六年（1880年）到光绪三十一年（1905年），丽质天成的慈禧太后由壮年步入古稀之年，在人体衰老的"自然规律"制约下，老太后依然保有绰约风姿、富于健康活力，自然少不了这些美容养颜方法的功劳。（向斯）

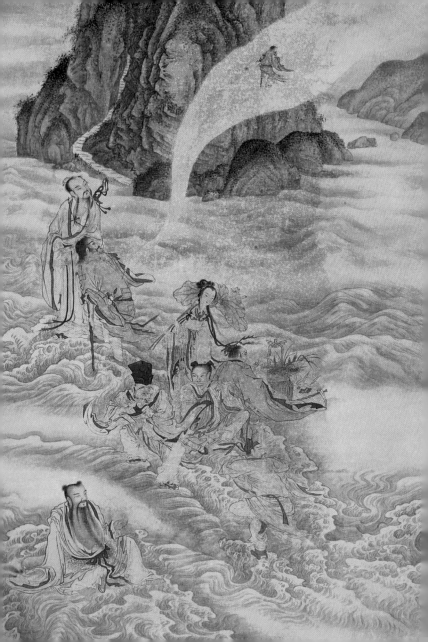

御医养成计划

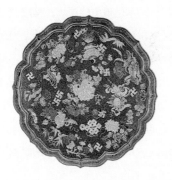

　　将宫廷医师称为"御医",最早出现于西晋。《晋书·齐献王攸传》载其愤怒发病之时,"帝遣御医诊视"。在古代社会,它通常是作为对"来自御前"的所有宫廷医师的称谓。明清两代的太医院中,有"御医"这一具体的官职,当然,它的广义概念同样也被保留下来。御医群体的产生,是古代社会王权发展与集中、社会文明进步以及医药学知识不断积累等综合因素促成的。

由世袭供职走向"官方定制"

　　先秦时期,医学与诸多专门知识一样,由王朝委任的官吏掌握,《汉书·艺文志》所谓"方技者,皆生生之具,王官之一守"是也。传说中的苗父、巫彭、巫咸等人,即掌握医学知识的官吏。官职世袭,医职与医术也是由此传承。秦国时出使晋国的医缓就是一位专职医生,且从其代表国家出使、为诸侯诊病的职责来看,可认为他是最早见于史籍的一位御医。

　　从秦到南北朝时期,御医的来源又多了征辟,《汉书·两龚传》载:"窃见国家征医巫,常为驾,征贤者宜驾。"征辟的对象就是来自民间的岐黄高手、刀圭名家。业医世家及名医传人为宫廷医疗输送了大批的人才,如三国时的华佗,南北朝八世为医的东海徐氏。

　　隋唐以降,官办的医学教育机构渐成为输送御医人才的主

体。国家的医学教育滥觞于时局
动荡的南北朝，其规模还未显
现、定型。隋朝的官办医学已较
发达，其人员最多时达580余人。
自此以后，官办医学代代都有，
医学生经过多年的系统培养，层
层考核，其中成绩优异的便能
提为御医，为宫廷服务。

　　唐代太医署的医师教习方
法与规制，是比照国子监科举
诸生的培养方式而设的，其考
校也是按科举制中的明经或明
法之科而定，"私达"三部医经
的士人，也可入仕为官。唐代
医师培养和入仕，完全被纳入
了其时的官僚体制中，医师官
员的身份愈发凸显。这根本改
变了传统的师徒相授模式，利
于优秀医药人才的"生源拓展"。

　　宋代设置了专门的中医学
校——太医局，并开展实验教

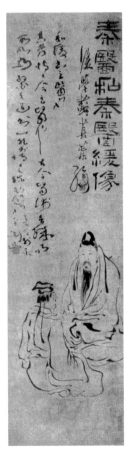

医和、医缓画像
清　苏长春绘
上海中医药大学医史博物馆藏

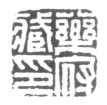

药藏府印
汉代，药藏府是太医属官

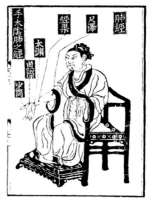

宋　王惟一辑
《铜人腧穴针灸图经》内页

学。1076 年,太医局作为独立的医学教育机构从太常寺中分离,
招生规模扩大到 300 人,定期招生,必修课程有《素问》《难经》
《诸病源候论》《千金要方》等。每科设有教授,有明确的培养
目标,采取"三舍升试法"分级教学。太医局的学生还被要求
参与医疗诊治的实践。他们要轮流为太学、律学、武学的学生
及将士治病,根据平时考试和实际疗效评定成绩。为加强针灸
一科,政府令尚药奉王惟一设计、铸造铜人作为教学用具,以
便进行直观的讲解,获得具体认识。

　　元代中央以医学提举司专管全国的医学教育,医学生主要
来自医户及开设药铺行医货药的人家。此外的良家子弟愿意就

读者，也可录取。医学生选任工作主要由各路官医提举司或提领所会同医学教授进行。一经选中，就要注册申报尚医批准。毕业时依据考试成绩和科别择优录用。元朝将各行业人民分为十等，医生位列第五，其社会地位空前提高，医官品秩的定制也高过了前代，如太医院使就升至正二品。政府在御医培养上的主导地位也愈发不可撼动。而向民间征辟医生的方法也从未中断，地方官员保举的各地名医，经御医们考核后，确有实学者方能给帝后诊治。

医户传承的失与得

有明一代，中央集权制发展到前所未有的高度，太医院也几乎变成皇宫专属，其主要职责就是培养、派驻、选拔御医。宫廷各医疗机构以及地方医疗机构的人员派遣，也都由太医院来统筹安排。

明政府实施严密的户籍制度，规定每户必须子袭父业。被划归医户，那么这家人就必须世代行医，只有残废或年龄超过70岁的无力行医者才可退休。太医院所挑选的医学生，必须由医家子弟选入，称为"医丁"。同时还从各地的医官、医士中挑选保送到太医院考试，合格者选入。太医院的医官、医生，各人选定专科学习，教科书主要为《素问》《难经》《本草》《脉经》《脉诀》及本专科的重要方书。每年分四季考试，三年大考一次。

考试方式为笔写与口答。考试成绩一等者为医士，二等为医生。不及格者可补考，如仍不合格，则会被罢黜。

医户之制的严苛和弊端在于其对人才发展的限制。医户之家不能参加科举考试，其发展仅被局限在医业之内，这种僵化的体制在明末被废止。

不过，医户世袭对明代医学人才的补充也有一定积极作用，它保证了家传医术的赓续和传承，利于系统的医学知识和经验世代不辍地进入宫廷。

虽然医生在明代地位不高，但是政府还是给予了一定的重视。后来，在制度上也有所宽松，增加了医户子弟进入仕途的途径，其一就是在太医院增设了医学，挑选各地医户子弟中的优秀人才进行培养。入选的人数很少，竞争十分激烈，学生学成后就能进入太医院任职，成为官吏。另外，明代在各地也兴办医学，鼓励医户子弟入学深造，以备朝廷不时之需。

医学人才为官一般的考试，还包括医官升补考试，主要是御医、吏目的升补。升补条件非常严，比如医士升御医，医术优异者，在内廷做满三年，或者外派工作满六年，可以考试升补御医。后来又改为内廷做满六年或者外派满九年。而御医升做院判，要满九年，且有空位才可升职。

推荐选拔也是较主要的方式。这种考核往往会有皇帝的个人意见加入。例如洪武年间，吴彦高因为治愈了皇上的疾病而

明"南川县医学记"印
上刻"洪武三十五年十二月","礼部造",
系明代地方医药行政和医学教育印记
四川大学博物馆藏

受宠，进了太医院做官。在"壬寅宫变"中挽救了嘉靖帝性命的许绅，官至工部尚书，由御医身份成为一品大员，为历代所仅见。

此外，捐纳为官的方式亦有不少，这导致了不良风气的出现。靠孔方兄助其一臂之力，浑水摸鱼、混入医师队伍者屡见不鲜，不少在民间承袭家学、潜心医术的医药人才则被埋没。

十年磨一剑

据《清史稿·职官志》，太医院的人事编制是：由管理院事王大臣统领院务，置院使1人，左右院判各1人，其属下有御医 13 人，吏目 26 人，医士 20 人，医生 30 人。

　　太医院中院使的职位由左院判来升补，而左院判由右院判转补，右院判则由御医升补。御医、吏目、医士等官，先要由各省选举精通医理的人上报太医院，再由太医院来选拔。

　　太医院作为培养人才的学校，乾隆二年（1737 年），设有教习厅，在御医、吏目内，择品学兼优者各二人讲课，并批阅医士以下月课，并准太医院医官子弟保送教习厅学习；同治五年（1866 年），改教习厅为医学馆，院内派教习（老师）三人，收掌三人，仅令医士、恩粮、肄业生朔、望日（即每月初一、十五）各写论文一篇，教习批阅。

　　光绪三十四年（1908 年），设新医学馆。以院使、院判为管学，派司官二人为教习，设监学、庶务、稽察、书记各一人。学习以四年为期（本届毕业生一等一名为瞿书源，字文楼，新中国成立后曾任北京中医学院顾问）。

　　清代地方虽也开办医学，并规定了考试制度，但规模较小。府设正科，州设典科，县设训科，名额各为一人，且俱未入流。雍正元年（1723 年）题准，命各省巡抚，详加考试所属医生，对精通《内经注释》《本草纲目》《伤寒论》者，题请作为医学官教习，每省一人，准其食俸三年。此间，如果工作勤谨，品德正派，即调入太医院，授为御医，其遗缺在本省习医者内拣送补授。非太医院培养者、征召自民间者，往往亦因师从于高手而具一定水平。这不仅可从皇帝朱谕中"素号名医""名医伎俩"等语中看出，在皇帝征荐名医的谕示中亦有证明。如雍正皇帝为征荐地方名医，曾亲笔谕示各省督抚大员："可留心访问有内外科好医生与深透修养之人……倘遇缘访得时，必委曲开道，令其乐从方好。不可迫之以势，原赠以安其家。一面奏闻，一面着人伏侍送至京城，朕有用处。竭力代朕访求之，不必存疑难之怀；便荐送非人，朕亦不怪也。朕自有试用之道。如闻有他省之人，可速将姓名来历密奏以闻，朕再传谕该督抚访查。不可视为具文从事，以留神博闻广访，以副朕意，慎密为之。"

这个朱谕，雍正皇帝竟亲笔写了八道，可见心情之急切。

为了遴选出合格的医师，太医院遵循严格的考试制度。同治五年（1866年），拟具考试章程。凡太医院肄业生由太医院院使每年分四季考试，从《内经》《难经》《脉经》《本草经》《伤寒论》《金匮要略》《医宗金鉴》等教材及各科方书内出题。每三年，由礼部堂官来院考试，取中者曰医士（相当于住院医师），不取者仍照常肄业，以待再考。每逢寅、申年，院使、院判，会同礼部堂官，除御医免考外，所有吏目以下各成员一律会考。

考试成绩由院使封送礼部覆勘后，至太医院拆封咨行吏、礼部注册。如遇有应升的官缺出，递知吏部查核，由院使奏明咨补。凡考试成绩列一、二等者，如无过犯，按名次递补；列

入三等者仍任原职，暂停升转；四等者罚停会试一次；不列等
者革职留院效力，下届仍准入考。清代太医院对考试的细则也
有严格规定：题目字句不得错落；誊写不得以行、草；涂抹不
得至百字；不得越幅曳白、油墨污染；限日落交卷，尚未答完
试卷者，印盖卷面不录。

　　考试合格只是成为御医的第一步。最终御医的选拔是要从
太医院内医术精湛、品行端正的医士以上人员中层层筛选。在
进宫之前，需在太医院供职六年，有一定的理论基础与实践，
才能参加会考，而会考是升迁的重要凭据。

　　清代名医吴塘的《温病条辨》自序中有一句话："学医不精，
不如不学医也。"而宫廷医生之难当、之严苛，又较民间医师
更甚。成为御医至少需要十年苦功的说法，的确不是虚言。（曹
成文）

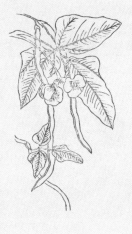

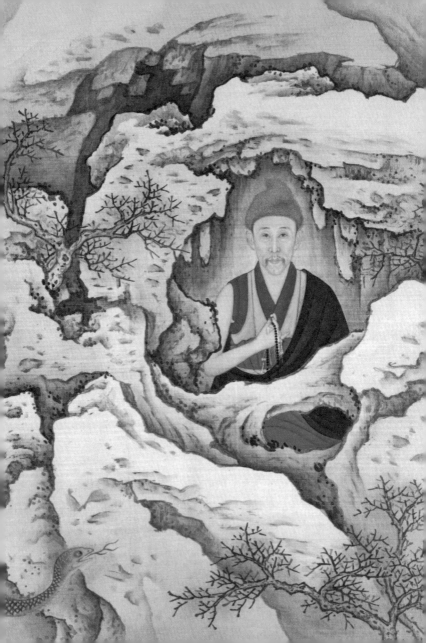

天花与清人日常生活

以医家形象为视角

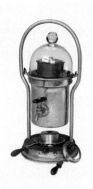

天花又名痘疮，是一种传染性较强的急性发疹性疾病，对清代国家和社会影响甚大。目前学界对天花的起源、传播、治疗医术、种痘技术的发展、政府和社会的应对措施等方面都有全面而深入的研究[1]。本文用新文化史的方法[2]，从医家形象的角度，考察清代天花治疗中的医病关系，以期透视瘟疫与清代社会的互动[3]。

无处不在的"死神帮凶"

据杜家骥先生研究，天花对清代政治和军事产生了重要的影响。清政权入关之前就因受到天花的严重影响而设立一系列防治措施，如避痘所、查痘官等。入关之后，他们遭到天花更为严重的侵袭，顺治帝经常为了避痘而长时间搁置朝政，即使如此，他也被传染而死。中央部门的行政运作也因出痘之家的官员不能入值受到一定的冲击。在军事上，是否出过痘也成为用人的重要标准。天花对顺康之间的帝位传承及当世的政治亦有深远影响。因顺治帝英年早逝而由已出过痘的玄烨登基，又因其年幼，顺治帝不得不在临终选择异姓的四大臣辅佐。

康熙以后，随着政府防治措施的逐步加强和完善，天花对政局的影响渐小。但同治帝因天花而死同样对晚清政局产生了重要的影响[4]。在同治帝死后，慈禧太后选择立年仅四岁的载

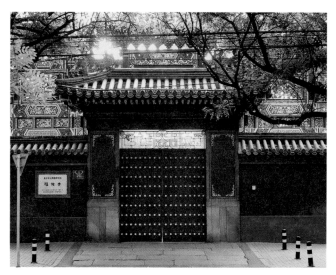

曾为康熙帝避痘处的福佑寺

湉为帝，从而为其垂帘听政创
造了条件。

　　尽管种痘技术不断被推广，
晚清时期还传入了国外的牛痘
接种术，但对于社会的天花预
防和治疗作用还是十分有限。
据余新忠教授的研究，即使是

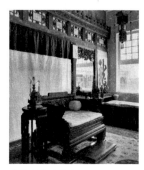

慈禧垂帘听政处

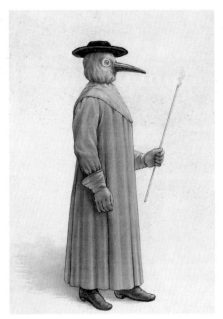

穿着 17 世纪防疫服装的西方医师

在社会经济发达的江南地区，乐观估计，也只有三四成以上的婴儿接种痘苗[5]。官员彭蕴章就将小儿天花与妇女胎产、男子痨瘵并列为导致人口死亡最为惨烈的三种疾病[6]。名医王士雄在医案中记载了天花流行对婴孩的杀伤惨状，"上年秋燥冬暖，略无霜雪，河井并涸。吾杭自九月间起，天花流行，十不救五。小儿之殇于是者，日以百计"[7]。这次天花流行造成的死亡率达到五成左右，小儿死亡更多，一天就有百人之多。

而由种痘引发的传染也会带来死亡的阴霾，由王士雄的记录中可知一二：

> 吴雨峰明府家，嘱儿科为其仲郎所出之两孙种痘。下苗二三日，发热咽疼。医以为痘之将形也，投以升透之药，赤斑似锦，咽烂如焚。半月之间，阖家传染，诸医莫敢入其室。……孟英往诊时，见其三郎耕有、四郎小峰尚未病，亟曰："已病者固当图治，未病者尤宜防患。"传以青龙白虎汤代茶恣饮，竟得无恙。其令阃洪宜人及仲媳，皆为之治愈。此外如其长媳、其令媛、其三孙、其仆、其探病之女戚，殒于是病者七人焉……8

种痘的失败，造成了知府吴雨峰全家传染。诸多医家不敢到病家治疗，在王士雄的预防和治疗下，病家的两个孩子和两个大人得救，但其他七人全部死亡。种痘失败会造成如此惨祸，因此王士雄反对种痘。

一些文人士大夫在文集中吐露了子女患痘而死的悲苦。汪琬在《亡儿蘐癈志》中记述，顺治十二年（1655 年），他从京师回来，家庭贫困，负债累累。女儿慧姑死于天花，葬后家庭经济更加困难。冬天儿子蘐儿又因衣服单薄而患伤寒，第二年春天发痘，七日而死9。接连遭受丧子之痛，汪家受到的打击

可想而知。曹锡宝在一篇序文中，也回忆了自己一儿二女都死
于痘病的痛苦经历 [10]。

重复书写的名医故事

天花对清代社会有如此之危害，且任何人都可能遭祸，因
此几乎每个家庭都会延医诊治。文献中记载了不少治痘如神的
名医。而且有些相同模式的治痘故事在不同文献中被不断书写，
套用在不同医家身上。其中，以激怒法治愈病者的故事最为典型。

明代医家秦昌遇"善医，尝行村落，见妇人淅米，谓其家
人曰：'妇痘且发，当不治。须激其怒，使毒发于肝部。'乃使
仆骤抱之，妇大怒，昌遇曰：'可矣。'痘发投药而愈" [11]。

医家秦昌遇通过抱腰而激怒女性病者，以使其发痘，从而
挽救了其生命。这则故事被《三异笔谈》转引，病者为织布女，
仆人抱腰之前与秦昌遇有交流，之后病家纠集村人捉拿仆人，
秦昌遇给病家作解释。结局是秦昌遇推荐另一位医家治疗 [12]。

这个模式也被套用于叶桂的治痘事迹中。

……尝偕外甥闲游，甥年十五，经某家后园过。有女约
十六七，在园内摘花。问外甥曰："佳否？"答曰："佳。"曰：
"汝可潜至后，齐腰抱之，我与汝聘为妇，何如？"甥不敢。曰：
"我所命何妨！"促之去。甥果逾墙，潜至后抱之，女大惊而噐。

家人至，拟执而鸣官，天士隔墙止之曰："无须，此我外甥也。"是家固与天士相善者曰："因何袖手视？令甥戏人闺女乎？"曰："此我命伊救令姑娘者。"曰："何谓救？"曰："三日后如不出痘，我自偕舍外甥来，负荆请罪。如出痘，则非我断不能治。"是家素信天士医道神通，姑妄听之。三日后果出痘，群医咸谓不治之症。延天士至，天士曰："我固谓非我不可也。"当用药三剂，即起水上浆，又二剂，结痂而愈。遂为外甥求亲，是家感活命恩，许之。后问何以知其将出痘，又何以为救。曰："吾观其耳后，及太阳，痘纹甚现，故知将出痘。惟满面肝肾之色，其毒必深，恐出痘时，毒不能达，故猝然惊之。惊则不待痘发，发其毒早已起，而离其原所矣。他人之所以不能施治者，因其不知病源耳。我则知其毒发于惊，从此消息，故可治也。"[13]

方志中关于宝应医家应从周的传记中也有此类桥段。

尝见一浣衣女，从周命其徒往搂之，女惭忿欲死。里人责其非礼，从周曰："此女额边有紫纹，系闷心痘也。药力不足以攻之，不令急躁，痘不得出，必至闷死。今无虑矣，三日内必见。"果验。[14]

从明代医家秦昌遇，到清代医家叶桂、应从周，他们生活在不同的年代和地域，但其治痘故事的模式竟然基本相同：病者都是女性，病都是用普通方法不能治疗的天花，治疗的方法都是激怒，具体措施是突然抱住病者，应从周的故事中是搂，之后再服药治愈。只是在情节上有一些差异。

其他模式的治痘故事还有闷痘治疗，用蚊虫叮咬等。有人以这三种模式的故事概括为三种治痘方法——"惊出而疗之""以蚊虫吸毒血而疗之""闷出而疗之"[15]，从治疗技术的角度来看，似有一定道理，只是无法解释众医家治痘的模式为何几乎相同。其实，故事的初衷与其说是叙述治痘的方法，不如说是在表现诸位名医的高超医术。因为，这些方法都是非常规的，且须承担一定风险，如果医家对病情的诊断不能做到"目无全牛"，治疗很难取得成功。这些疗法即使存在，也不太可能被普遍采用，且限于资料，很难考证其真伪。

如果以新文化史的视野来看，同种模式的故事不断被书写，实际上反映时人的某种固有观念，以及对某种事物的惯常看法。天花横行，对生命肆意践踏，众多医家不知所措，此时有医家能预先确诊、妙手回春，这是何等神技，这样的医家又是何等的英雄。所以，文人不断书写的名医治痘故事恰好符合社会的心理预期，满足了时人对"治痘英雄"般医家的渴望。因此，这种颇具程式化和戏剧性的故事不仅鲜受质疑，反而大受喜爱和追捧。

将目光投向弱者的德医

相关文献中，也载有不少医德高尚的医家。

沛县医家甄遇善于治痘，被好友聘请至京师治病。因为疗效甚佳，许多达官贵人争相延请。甄遇将其治痘秘笈公开，"每至一处，辄假人抄写"[16]。甄遇都公开治痘秘笈，意味着失去不少的赚钱机会，降低自己在医疗市场的竞争力，但对当地社会的天花治疗无疑具有重要意义。甄氏表现出了"损己利人"的医家形象。同时，甄氏公开自己治痘秘笈的做法，促进了治痘技术的传播和发展，从而为整个社会医疗环境的改善提供了技术支援。

有的治痘名医还救济贫病之家。精于儿科、善于治痘的高淳医家许元礼，给贫者赠钱，被众人称为"君子医"[17]。

金山医家宋景祥，也在治痘时竭力救助贫穷病人。

宋景祥，金山人，子函可，并以治痘著。有乡人先延函可至其家，函可谓不治。其人以独子，故复求景祥。景祥往视，曰："尚可生。"晚来取药，归责函可曰："某家儿，何为轻弃？"对曰："彼赤贫，安所得药而治之？"景祥曰："已许其生矣。"乃手煎一瓯，付之。得不死，盖药用人参，乡人不知也。[18]

宋景祥为了救治贫病之家的独子，不惜失去儿子的名誉，

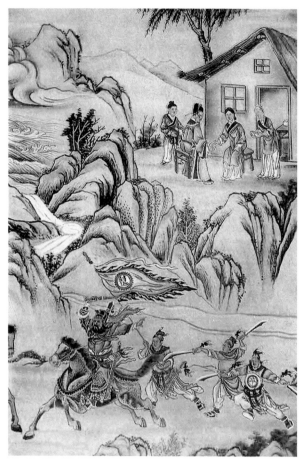

《孙思邈诊脉图》 岐山县周公庙药王洞壁画

图中所绘孙思邈为一贫家患者精心诊治，表现了人们对医德高尚医生的崇敬免费给病者赠送人参等名贵药物服用，从而挽救了病者的生命。

　　为了优先救治贫病之家，有些治痘医家不惜拒绝诊治富贵之家的患者。有位名为施顺衡的小儿医家，善于治痘，当地病家争相延请。有家贫不能买药者，施氏免费给药，且不给富贵病家治病，"惧人减羡也"[19]。不到富贵之家治病，专给贫病治病，这意味着失去丰厚的报酬。一般医家是不可能做到的。

　　上述三位医家免费给贫病之家治痘，甚至专门为贫者治痘，这种免费诊治对于社会底层的治痘工作发展具有重要意义。在某种程度上，此举部分调整了医疗资源在社会阶层分配的不平衡状态，减缓了社会底层医疗资源的紧张形势，从而促进了当时社会的稳定，增加了社会和谐的因子。

庸医"杀人"

　　面对难以治疗的天花，医家容易治疗失误，或者干脆束手无策，尤其是对于技术平平的大多数医家来讲。因此，在关于治疗天花的文献中，常有一些批评庸医的论述。官员陈玉璂认为："症险虽药无功，非险不药亦愈。然父母之爱其子，险固求之医，不险亦求之医。医苟不能辨则药必杂施，反因以致死者比比。故昔人谓：'痘死，非死痘，死医。'嗟乎，可哀矣！"[20]陈氏引用古人的说法，批评了误治而导致患痘小儿死亡者甚多的庸医，进而认为不少患痘病者并非死于病，而是死于误治，

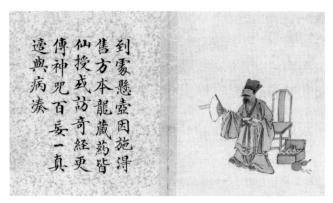

清代社会亦不乏浪荡里巷、敷衍患者而牟利的医生，
图为故宫博物院藏《周鲲村市生涯图册》中所绘卖膏药者

而因误治天花而"杀人"的庸医比比皆是。

　　曹锡宝的三个孩子都死于痘，当初在患痘之际，曹氏延请的多位医家都诊断为险症，无法治疗，结果三个小孩夭折。事后，他阅读了名为《痘疹定论》的医书后认为，其实三个小孩的天花都可以治疗，只是自己当时昧于医理，才听信医家的误诊[21]。可见，曹氏最后以为三个爱子实际上都死于庸医之手。

　　正是由于当时社会上庸医误诊、误治小儿天花而致死事件屡屡发生，因此，有些人严厉批评治痘医家，知医理的薛景福就是如此。他不仅激烈指责医家误诊误治，而且当面嘲讽一位因小孩死亡而哭泣的儿科医家，曾有一幼医之女痘殇，哭甚哀。

余笑谓之曰："君当取《左传》语自为忏悔，因朗诵'余杀人子多矣，能无及此乎'。嗟嗟！余岂好为垢病哉？亦思稍挽狂澜，为婴儿开一线生路耳。"[22]

薛景福这种做法未免过于冷酷，但冷酷的背后是薛氏对庸医误治杀人恶行的极度仇恨。在某种意义上，他这种行为是对其内心愤懑情绪的一种发泄。尽管薛氏此举未必得到大多数人的认可，但他对庸医憎恨和批评的态度应该在当时社会有一定的代表性。

宫廷中也有"高级"庸医。1874年12月，同治帝患天花，慈禧命医家李德立和庄守和治疗[23]。前期李氏曾取得一定的疗效，同治帝病情好转。但在十二月二十四日后，病情逐渐恶化，到1875年1月12日死亡。在此病情恶化期间，翁同龢在日记中多次表达对李德立治疗的不满。如一月五日，翁同龢在奏事处碰见李德立和庄守和，向他

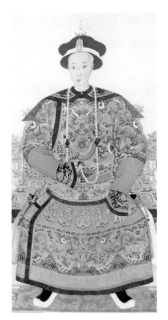

同治帝像

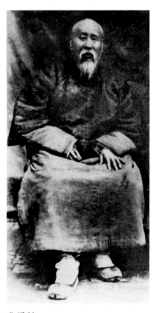

翁同龢

们询问皇帝的病情，得知皇帝腰部疮口如碗大，流脓很多。翁同龢认为，御医之前用温补没有见效，现在改用凉润，认为他们"但求守住徐看，实无把握"。在询问具体的用药后，认为他们"语甚多，大略多游辞也"。一月十日，同治帝"腰间红活而牙龈黑烂，下利黑粘"，翁同龢在南书房见到御医，询问情况后，认为他们"其言甚辩"，自己"不能折之，唯唯而退"。一月十二日，同治帝病情危重，翁同龢认为御医对药方的加减是"梦呓"。当见到李德立向慈禧太后上奏同治帝病情时，翁同龢当面呵斥李德立"何不用回阳汤"。李德立认为不能用，只能用麦参散，但皇帝当时已经无法下咽，之后很快死亡[24]。虽然慈禧太后并没有给其治罪，但在翁同龢看来，李德立误诊误治，而且很能狡辩，就是一个十足的庸医。

身为帝师的翁同龢，尽管知识渊博、地位高贵，但毕竟对

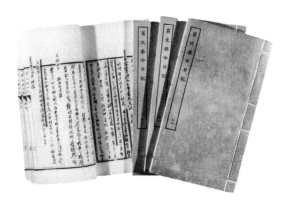

《翁同龢日记》中关于同治帝患天花的亲笔记录

医学了解有限，在与李德立的辩论中屡次败下阵来。他虽然十分恼火，却无可奈何。翁李之争侧面反映了上层社会的病家与医家之间曲折的关系。同时，翁同龢记载了病者母亲慈禧太后的形象。作为母亲，慈禧太后在同治帝患痘后忧心忡忡，不时掉泪，祈祷痘神娘娘保佑。在病情好转之际，慈禧太后十分高兴，与朝臣庆贺。在病情恶化期间，慈禧太后先后两次召集大臣，商讨治疗对策，对于有些臣子换医的建议，慈禧太后深思再三，还是放弃。在同治帝病势危重之际，慈禧太后听完李德立的奏闻后，哭得说不出话来，在同治帝死亡后嚎啕大哭。正如张哲嘉所说，面对同治帝的死亡，慈禧太后像其他丧子的母亲一样，显得无助[25]。从犹豫、忧戚、迷惘、哭泣到最后的悲痛欲绝，同治帝的患痘和死亡瞬间淡化了慈禧太后身上手握皇权、纵横捭阖的枭雄标签，凸显了她与天下百姓并无二致的母亲身份。天花的肆虐也使王权主导的宫廷倏忽变为治病场所。宫廷是帝后朝臣弄权之处，也是他们日常生活之所在。在医治皇帝天花的历史叙事中，我们可以看到宫廷生活中比较特殊的一种状态。

淫医的"业报"

相对来说，这样极端的医师形象在与治痘相关的文献中十分少见。《阅微草堂笔记》记述了一位趁机奸淫病者母亲的医家。

> 肃宁王太夫人，姚安公姨母也。言其乡有嫠妇，与老姑抚孤子，七八岁矣。妇故有色，媒妁屡至，不肯嫁。会子患痘甚危，延某医诊视。某医与邻媪密语曰："是证吾能治。然非妇荐枕，决不往。"妇与姑皆怒谇。既而病将殆，妇姑皆牵于溺爱，私议者彻夜，竟饮泣曲从。不意施治已迟，迄不能救。妇悔恨投缳殒。人但以为痛子之故，不疑有他。姑亦深讳其事，不敢显言。俄而医死，俄而其子亦死。室弗戒于火，不遗寸缕。其妇流落入青楼，乃偶以告所欢云。[26]

这位医家借治疗病者天花之机，要求病者守寡的母亲与其同房。病家起初不肯，后来儿子病危，母亲不得已答应了医家的要求。结果因为错过治疗时机，病者死亡，母亲悔恨自杀。更为可悲的是，病者祖母为了名节，没有以此追究医家责任。而这位德行尽失的医师也遭到报应——自己与儿子死亡，妻子流落青楼。故事以恶报的结局，谴责了乘人之危、淫人妻女的医家。这种因果报应的故事反映了社会对这类医家的谴责。

难以治疗的天花为一些拥有高超医术的医家提供了社会权力，他们固然可为社会发展作出贡献，但同样可能凭借权力危害社会，这位淫医正是如此。可以推想，这位失德的医家应该很擅长治痘，否则病家很可能另请高明。儿子的天花重症，美丽的寡居母亲，好色而医术高超的医家三个因素共同制造了母子俱死、家破人亡的悲剧。而悲剧的发生，关键在于高超的治痘医术为医者提供了胁迫病家而作恶的社会权力。通过这则故事，我们可以了解到清代医疗与社会权力之间复杂的关系。在民间医疗制度基本缺位的情况下，这种社会权力不能受到有效的监督和制约，而业报便成为威慑和约束社会权力、制裁罪恶的一种手段。

在清人日常生活中，天花就像生老病死一样，是每个人不可避免的。为了治痘，大多数病家都得延请医家治疗，这样，医家与每个人都发生了关系。尽管清代医学在整个古代已发展至巅峰，但对于天花的治疗并不能完全成功。患天花之后，不少人，特别是婴幼儿，如果体质较弱或者碰到庸医，就会有生命危险。在这种情况下，治疗天花成为清人一生中的大事。在治疗天花的过程中，不同形象的医家登上舞台，与病家一起，书写着时人的日常生活。而医家不同的形象既表现了医病之间复杂的关系，也反映了清人的思维和心理世界。（张田生）

注释：

1.天花，也叫痘疹，或痘疫。种痘技术的发展和传播的研究参见余新忠的《江南种痘事业探析》（《清史研究》2003年第二期）；痘疹对清代国家和社会影响的研究参见谢景芳的《天花与清初史事评议》（《民族研究》1994年第六期），杜家骥的《清初天花对行政的影响及清王朝的相应措施》（《求是学刊》2004年第六期）；种痘和治痘的研究参见杜家骥的《从清宫医案看天花的防治—种痘与治痘》（《中国社会史评论》2007年第八卷）；清代的国家的社会应对研究参见高勇、乌云毕力格的《清代天花的预防治疗及其社会影响》（《内蒙古大学学报（人文社会科学版）》2003年第四期），以及高勇的《清朝天花的防治和影响》（硕士论文，内蒙古大学，2005年）。
2.新文化史兴起于20世纪60年代。新文化史的目标就是通过各种文化体系的调查去研究话语、仪式、再现权力运作的机制、所使用的技术手段以及所达到的成效，从而揭示权力是如何通过控制知识的产生来展开博弈的。
3.业师余新忠教授对李炳历史记忆的研究（《扬州"名医"李炳的医疗生涯及其历史记忆……兼论清代医生医名的获取和流传》，《社会科学》2011（三），第142—152页）以及郝长嶔对李时珍历史记忆的研究（《不断被记忆的李时珍——李时珍形象演变与社会文化变迁》，硕士论文，南开大学，2011年）

都是从表象史角度研究医疗史的，对本文写作具有重要启示。
4. 参见杜家骥：《清初天花对行政的影响及清王朝的相应措施》，《求是学刊》2004（六），第134—141页。
5. 参见余新忠：《江南种痘事业探析》，《清史研究》2003年第二期，第35页。
6. 参见徐大椿：《慎疾刍言》彭蕴章序，中华医典版。
7. 参见王士雄：《王氏医案》卷二，见盛增秀主编：《王孟英医学全书》，北京：中国中医药出版社，1999年，第274页。
8. 同上，第275页。
9. 参见汪琬：《钝翁前后类稿》卷四十五《亡儿蘅瘗志》，见《清人诗文集》九四册，上海：上海古籍出版社，2011年，第329页。
10. 参见曹锡宝：《古雪斋文集》"痘疹定论序"，见《清人诗文集》三四四册，第642—643页。
11. 孙星衍、莫晋纂：《松江府志》卷六十一《艺术传》，见《中国方志集成》上海府县志辑二册，第442页。
12. 参见许仲元《三异笔谈》卷四《秦景明》，见《笔记小说大观》二〇册，扬州：江苏广陵古籍刻印出版社，1983年，第475页。
13. 青城子：《志异续编》卷三"痘症"，见《笔记小说大观》二七册，第378页。
14. 参见冯煦、朱苌生纂：《宝应县志》卷十七《医术》，见《中国方志集成》江苏府县志辑四九册，第256页。
15. 参见高勇、乌云毕力格：《清代天花的预防治疗及其社会影响》，《内蒙古大学学报（人文社会科学版）》2003年第四期，第32页。
16. 赵锡蕃：《沛县志》卷十三，见《中国方志集成》江苏府县志辑六三册，第189页。
17. 吴寿宽纂：《高淳县志》卷二十《列传·艺术》，见《中国方志集成》江苏府县志辑三四册，第314页。
18. 孙星衍、莫晋纂：《松江府志》卷六十一《艺术传》，见《中国方志集成》上海府县志辑二册，第458页。
19. 参见陈名夏：《石云居文集》卷五《施顾衡传》，见《清人诗文集》一六册，第94—95页。
20. 陈玉璂：《学文堂集》，《叶子容痘学真传序》，见《清人诗文集》一四二册，第749页。
21. 参见曹锡宝：《古雪斋文集》，《痘疹定论序》，见《清人诗文集》三四四册，第642—643页。

22. 薛景福：《回澜论》，见《吴医汇讲》卷五，上海科学技术出版社，1983年，第59—61页。

23. 张哲嘉对同治帝患痘期间医病关系有精彩的分析，参见张哲嘉："The Therapeutic Tug of War: The Imperial Physician—Patient Relationship in the Era of Empress Dowager Cixi（1874—1908）"，Ph.D.1998, pp.84—122.

24. 参见陈义杰整理：《翁同龢日记》第二册，北京：中华书局，一九八九年，第1082—1083、1085、1086页。

25. 关于李德立的庸医形象，参见陈义杰整理：《翁同龢日记》第二册，北京：中华书局，1989年，第1073—1086页；关于慈禧太后在同治帝期间的形象，参见张哲嘉："The Therapeutic Tug of War: The Imperial Physician—Patient Relationship in the Era of Empress Dowager Cixi（1874—1908）"，Ph.D.1998, pp.84—122.

26. 纪昀：《阅微草堂笔记》卷八，见《笔记小说大观》二〇册，第289页。

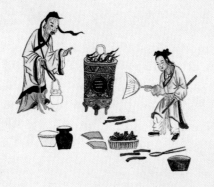

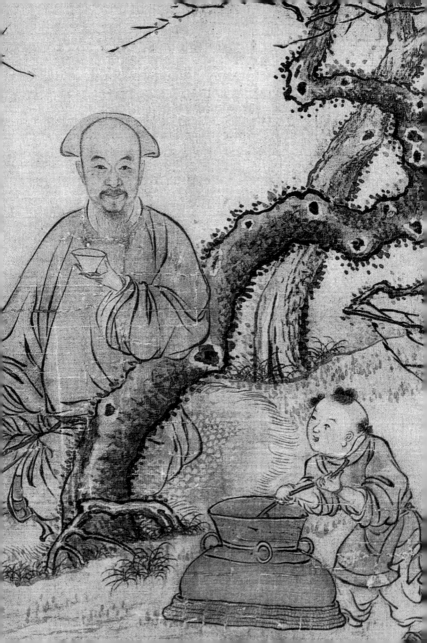

抉择一九〇二

北京霍乱中的清廷应对

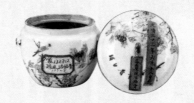

人祸与天灾——瘟疫侵袭京城

　　清末，北京作为首善之区，城市人口密集，居住环境恶化。由于城市卫生设施滞后，极易导致传染病的发生与流行。而且，庚子之变使得京城中死伤者众多，"士大夫之流离者数千家，兵民之死伤者数十万"[1]，大量尸体横陈街头无人清理，惨状甚烈。"京师自去岁以来，始则拳匪以仇教为名，无论莠良肆行戕害。继而土匪乘之，禁城之内，白刃交加，杀人如刈草，有时以枪炮轰击，药云弹雨，伤亡尤多。迄乎洋兵入京，凡凶悍匪徒竭力剿除，所杀尤不知凡几。……通衢大市骸骨纵横，一出都门，积尸蔽河，水为之赤。……京城自经乱后，积

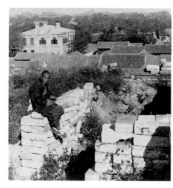

外国插画中的"庚子正教殉教者"，
即教廷追认的"殉道"中国教民

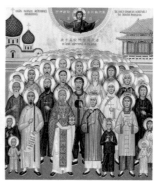

中国民众在弹痕累累的
教堂外小憩，远处是紫禁城

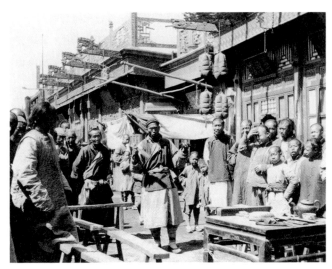

1900 年北京街景

棺之多，不问可知，况当仓猝之中，大都以薄棺盛殓，缝开罅裂，臭秽难堪。甚有被戕之尸，无家属为之殓葬，弃郊野听其自然。断骼零骱，满目皆是，臭腐之气，上薄云霄，刺鼻刺心，何堪暂耐？"[2]

　　公共环境卫生的恶劣程度也十分惊人。"京师道路之污秽本甚于他处，轻风乍过，尘埃涨天；小雨初经，积潦没踝。兼之民间率无厕所，墙隅屋角，随处溲溺，行路往来，曾不为怪。以致秽气四塞，过者掩鼻不欲闻。"[3] 再加上胡同无一沟渠，雨水、污水漫流，无人管理，再遇上连绵阴雨，其景况可想而知。

上述种种，无疑是京城防疫的重大隐患。1902 年夏天，恰逢霍乱危害特别严重之年，以致死亡无数。"今春入夏以来，患霍乱痧症者各省皆有，其证较往年尤甚，每多朝发夕死，令人生畏。"[4]

霍乱作为一种古老的传染病，曾先后发生七次世界大流行，每次中国都不能幸免。第六次霍乱流行从 1899 年到 1923 年，中国、日本、朝鲜及菲律宾等疾病宿寄国家皆遭重创。

1902 年的北京霍乱即属于大流行级别，始发于塘沽，著名的《大公报》一直对疫情连续跟踪报道。6 月 18 日的《大公报》载，"津郡时疫流行，传染甚速"[5]。保定亦已发现霍乱，"近日省城染患时疫者为数甚众，因疫致命者亦时有所闻"[6]。天津、保定与北京咫尺之遥，两地的疫情，不能不引起清政府的警惕，考虑采取必要的措施。

京城第一例霍乱致死的噩耗很快传来。7 月 1 日，"北京恭亲王之仆染疫殒命，是为北京死于疫者之第一人"[7]。同时，疫情在京城其他地区也开始迅速蔓延："日来瘟疫一症，都门颇有传染，自东而西。数日前东便门及崇文门以东有之。昨日城内亦有暴毙之人。闻得病后下泻如白冻者，即不可救。察此病情又与津门所患者不同，留心民瘼者盍加察焉。"[8]霍乱愈演愈烈，以致"病发即毙，医药无及"[9]，其形势之严峻，"此次疫病传染之广，经时之久，为历年所未有"[10]。

　　其时，京城医学界对于霍乱病因及其预防办法皆有了一定的认识。

　　西医认为："每年夏秋之交流行甚速，大率人烟稠密之城镇、湫隘潮热之庐舍传染最易。且男子患者必多于妇女，中年人必多于幼稚及老人。若不早为预备杜绝传染，一受其毒，危险立

《大公报》创刊号
1902年6月17日，
在天津法租界首次出版

大公报旧址

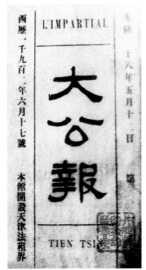

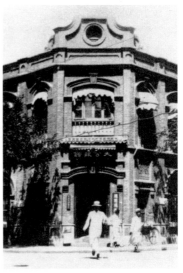

见"，并开列了如"灭微生物，以绝其源"，"远避染病之人及其人所使用之器物"，"慎饮食"，"保脾胃"，"衣服居寝宜洁净，尤须冷暖得宜"等预防办法，并认为"凡有心神不畅，身体无力，脾胃滞弱，或伤风受暑受凉诸微恙，若值此霍乱流行之时，最易转成是症"[11]。

中医则将"时疫流行，遍地皆染患"的原因，归结为"去冬入晴少雪，阳不潜藏，入春先暖后寒，郁湿挟温"[12]。

官府也在此时及时表明态度，介绍致病原因、详述防治办法，将其宣示于民众：

时疫流行，拟定防疫章程数条，俾商民一律遵守，关心民瘼，可谓至矣。其文曰：……肃亲王为出示晓谕事，照得时当炎夏，暑热郁蒸。近闻霍乱之症颇多，卫生最宜加慎，城内街道已合随时清理外，为此示，仰各店铺民人等一体知悉，务各将房屋院宇及门前等处，扫除洁净，以免秽浊酿疫。其各遵照后开各条办理……霍乱致病之由，

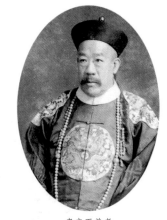

肃亲王善耆

因污秽不洁，或喜食瓜果生冷所致。其生冷各物如冰水、生菜、生果等物，以显微镜窥测，皆有各种活虫。食者不察，最易受病。……大小局户每有泔水桶倾积各物，满则倾泼大门外，其间馊腐秽浊之气，不免触鼻受病，宜用火炽红炭或用石灰洒入桶中。秽浊之气易销，疾病自然不作。……如有染患时疫，凡病人寓房之内，无论其人之或愈或亡，所有吐泻沾染住家，须封糊紧密，用硫磺草药之物熏烧。至中厕秽浊之地，更以生石灰铺垫，不时打扫，务使清洁。以上办法果能各自照办，自有神益。[13]

由上述可知，虽然当时的人们并不知霍乱的真正病因，但已经认识到要注意环境卫生、食品卫生及对染疫人员相关用品的消毒。

"卫民生而迓天和"——朝廷的筹谋

在古代中国，专制统治历来以政治层面为重，对民众的医药与健康事务缺少干预机制。从世界疾病谱来看，明末清初到清末，中国进入烈性疫病高发期，发病时间集中在夏秋之交。情势所逼，政府的职能也进行调整，即在每年夏秋之交，设立临时医局，天凉之后则关闭。遇到重大瘟疫时，更是动员国家力量，设立规模大于平年的临时医局。同时，还采取诸如选良方配药并施送、刊刻医书以及建醮祈禳等措施。也偶见朝廷直接采取防控措施。例如，康熙十九年（1680 年）六月，康熙帝"遣太医官三十员分治饥民疾疫"[14]。道光元年（1821 年），京城发生大疫，道光帝颁布圣旨："朕闻京城内外，时疫传染，贫民不能自备药剂，多有仓猝病毙者，其或无力买棺殓埋，情殊可悯。着步军统领衙门、顺天府、五城，俱选良方，修和药饵，分局施散，广为救治。"另外，"国家发帑施棺，月余之间，费数十万金"[15]。

到了 1902 年的夏天，有识之士终于推进了未雨绸缪的努力。六月，给事中吴鸿甲奏请设立京师官医局。阴历五月十九日（即阳历 6 月 24 日），光绪皇帝颁布上谕："懿旨：给事中吴鸿甲奏请安插流氓，并设立医局一折。京师贫民众多，天气炎热，易染疾病，亟宜设法保全，随时医治。着加恩赏银一万两，交张百熙、陆润庠会同顺天府、五城御史妥议章程，认真兴办，以卫民生而迓天和。"[16] 可见，官医局设立的目的，是为贫民服务，具有很强的针对性，且并非在北京瘟疫暴发后被动设立，属于防微杜渐之举，有预防之含义。

政府同意设立京师官医局之奏请后，还下旨敦促："官医局拟设于大沙土园，张冶秋尚书已商请曾在医学堂之某部郎相助经理。闻朝旨颇为催促。"[17] 随后，左都御史陆润庠被派为京师官医局总办，开始筹办建立医局。所有开办经费，除慈禧太

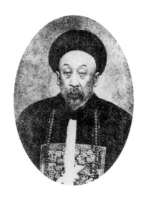

陆润庠（1841—1915 年）
字凤石，江苏元和人。
同治十三年（1874 年）状元，授修撰。
后擢侍读、内阁学士、工部侍郎、礼部
侍郎、左都御史、工部尚书等职，其父
乃名医陆懋修，曾入宫为光绪帝诊病。

后赐予的一万两之外，其余由有志之士义捐。七月九日，内、
外城四处官医局同时开诊。"前奉旨命设施医局，兹始议定。
设内城二处，外城二处。外城医局一在沙土园，一在长椿寺，
均于初五日开局。每日由早八钟视病至十二钟。"[18] 官医局没有
病房，只有门诊。诊察投药，均为免费。

开办之初，去官医局就医者寥寥，以至于"局中总办提调
监督委员无所事事，时为叉麻雀之戏，以销此长日"[19]。而霍乱
肆虐、死者枕藉，很快改变了这种局面。官医局设立不久，京
师即暴发霍乱，于是马上投入救治，门诊量急剧攀升，"近日前
往就医者，亦日见其多"[20]，"沙土园官医总局日来就医者异常
之多，闻每日总在二百作号亦可，京城时症流行之盛矣"[21]。

官医局是霍乱平息的制胜关键，总办陆润庠也立下了汗马
功劳。在被慈禧太后委以重任后，陆润庠坚守纯中医的体制，
不许官医局聘用外国医生，"后经某太史极力劝导，始允添请

华人之通西医者一人，专治外科。议明凡遇内科各症，毋庸越
俎"[22]。由此可见，当时的京师官医局只重中医，拒绝西医（包
括外国医生及华人习西医者），从维护中医的正统地位的角度
出发，这是可以理解之举。况且，温病学产生之后，治疗瘟疫
便一直是中医的优势。近代亦产生不少治疗霍乱名家，以王孟
英为代表，其《随息居重订霍乱论》被不断翻刻。清末民初，
张锡纯用"急救回生丹"治霍乱阳证，"卫生防疫宝丹"则阴
阳双调，颇为当时同道所称颂。拒绝西医的举动也反映了清末

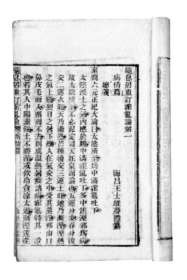

《随息居重订霍乱论》光绪年间刻本

中国医学界的真实情况——中医仍占主导，西医仅被少数人所接受[23]。

官医局的设立，开风气之先，也得到了社会的肯定。"陆凤石总宪渊源家学，医理素精，以之总理其事，必能慎选良医，断不至令不学无术者流滥竽其间，以人命为儿戏。然则此举也，君若相造福于苍生者，岂有涯哉！"[24]

传承中的变革——官医局效应

清中期到 1900 年之间，因为夏秋多发传染病，官府通常设立临时医局进行救治，疫情停止后亦随之裁撤。而经过一个世纪的传播，西方的医院体制渐渐适应了中国社会的土壤。1901 年，清廷实行"新政"，推行向西方学习的"体制改革"，在医学上也不例外。此时，越来越多的人认识到，临时医局"仅施治于夏秋之间，不能为久长之计"[25]。清末中国医局向西医医院的过渡，首先是由临时变为常设的问题。然后，才是设立病房及检验、消毒及隔离等等技术设施的问题。

鉴于京师官医局在此次疫情中发挥重要作用，亦因经费尚有富裕，政府决定效仿西医的医院制度，即把临时官医局变成常设医局。"京师官医局原由皇太后赏银一万两作为经费，现在三局均核实动支约计尚余一半，足敷年内之用，加以各省印结提款，将来即可常设。"[26] 在余款基础上又设法筹款，使常设成

为可能，"官医局已经张冶秋（张百熙）尚书筹定的款，拟即永
远设立。现议将兴胜寺庙址及后身八角琉璃井养正义学旧房归
并一处，重加修造以作局所，拟于奏明后，即行动工"[27]。

　　可见，京师官医局在设立之初，虽与过去临时设立的施医
局性质相同，但在霍乱平息后，却开启了一种变革。官医局尚
存余款，于是借新政东风，清政府将其变为常设。值得注意的
是，在成为常设医疗机构时，官医局的性质即已改变，具有了
现代医院的特质。其实，1902 年 6 月 26 日《申报》刊载的文
章中，即把常设的官医局称作"医院"，"抑又思之京师为首善
之区，户口星繁，人民错杂，际兹天时，炎暑疫疠丛兴，自宜
特设医院，以资医治"。

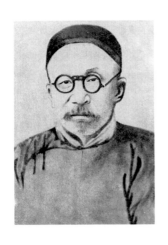

张百熙（1847—1907 年）
同治十三年（1874 年）进士，
时任吏部尚书，
兼任京师大学堂管学大臣。

　　毋庸赘言，民众的健康需求是公认"底线"，底线以下不是市场机制发挥作用的领域，而是公共财政的确保领域。截至清末，从某种程度上说，普通民众的医疗完全"市场化"。然而，医疗服务不同于其他公共服务，医疗消费不是患者自主消费，而是医生指导消费。政府的责任，是确保每一个公民当自我保障能力不足时，不至于无力就医而亡，主要体现在两个方面：一是强化筹资和分配功能；二是全面干预医疗体系的建设和发展。

　　从这些角度来说，应该充分肯定京师官医局的设立。它以较好的疗效，起到移风易俗的作用，引导人们从迷信走向科学。临时官医局变成常设医局，是中医治疗体系的重大变革，更加利于发挥中医防控瘟疫的优势。作为第一个官方常设的医疗机构，京师官医局改写了中国官方医疗的发展历史，昭示着常设医疗机构将成为现代的医疗主体，也透露出一种此后公益性医疗体系的构建方式。（曹丽娟）

注释：

1. 朱寿朋著：《光绪朝东华录》，第四册，光绪二十六年二月，总 4615 页，中华书局，1958 年。
2.《论京城预弭疫疠之法》，《申报》，1901 年 9 月 22 日。
3. 同上。

4. 张曾志撰：《用痧药宜先辨痧证说》，《大公报》，1902 年 8 月 19 日。

5.《纪保卫医院》，《大公报》，1902 年 6 月 18 日。

6.《时疫流行》，《大公报》，1902 年 6 月 25 日。

7.《时事要闻》，《大公报》，1902 年 7 月 1 日。

8.《疫气北来》，《时事要闻》，《大公报》，1902 年 7 月 1 日。

9.《施药疗瘟》，《大公报》，1902 年 7 月 4 日。

10.《兵营患疫》，《大公报》，1902 年 8 月 15 日。

11. 李荫斋（北京西医）撰：《霍乱预防法》，《大公报》，1902 年 7 月 12 日。

12.《疫症杂说汇志》，《大公报》（附张），1902 年 7 月 31 日。

13.《京师防疫》，《申报》，1902 年 7 月 23 日。

14.《清史稿》卷六《圣祖本纪一》，203 页。

15. 王清任著：《医林改错》卷下《瘟毒吐泻转筋说》，李占永、岳雪莲校注，中国中医药出版社，1995 年。

16. 朱寿朋著：《光绪朝东华录》，第五册，光绪二十八年五月，总 4880 页，中华书局，1958 年版。

17.《时事要闻》，《大公报》，1902 年 7 月 9 日。

18.《时事要闻》，《大公报》，1902 年 7 月 12 日。

19.《时事要闻》，《大公报》，1902 年 7 月 23 日。

20.《时事要闻》，《大公报》，1902 年 8 月 22 日。

21.《时事要闻》，《大公报》，1902 年 9 月 1 日。

22.《时事要闻》，《大公报》，1902 年 7 月 11 日。

23. 后来，随着社会对西医的逐渐接纳，官医局所聘用的西医外科医员才有所增多。1906 年，京师官医局添设西医二员，"闻管理施医局大臣议及近日来局看病者日众，每遇大病难免草草看视，性命攸关，殊不足以昭慎重。议拟嗣后添设西医二员，每日襄助一切，并饬各医参酌中西妙法合用，以免误人病症，俾惜民命而重卫生"。（《医学堂拟添西医》，《大公报》，1906 年 4 月 2 日）这是西医发展迅速、影响扩大所致。

24.《读本月一九日上谕谨书于后》，《申报》，1902 年 6 月 26 日。

25.《述客言中国宜广设医院》，《申报》，1895 年 12 月 3 日。

26.《时事要闻》，《大公报》，1902 年 8 月 28 日。

27.《时事要闻》，《大公报》，1902 年 9 月 1 日。

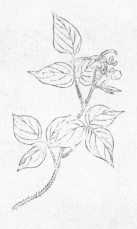

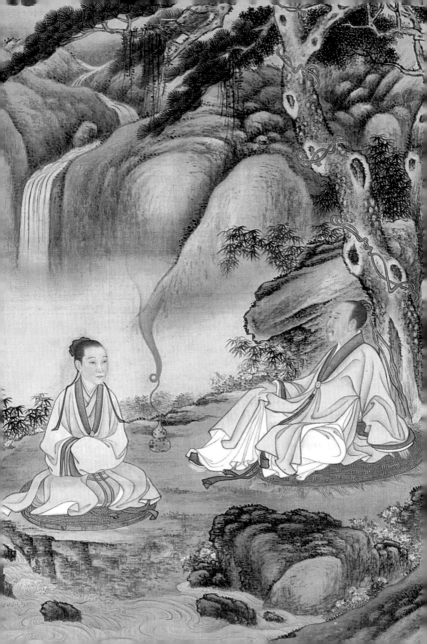

紫禁城中的杏林光华

清宫医学文物漫笔

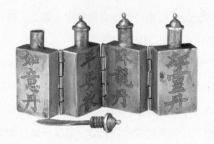

　　医学文物是人类在长期的医事活动中遗留下来的物证。清宫的医学文物，即紫禁城中医事活动的实物遗存和文字记载。

　　清宫的医学文物主要庋藏于故宫博物院宫廷部的药材药具库，其他部门也有零星收藏，可大致分为药物、药具、档案、药方、仿单等五大类别。本文据药材药具库所藏的 3000 多件医学文物作一提纲挈领性的介绍，或可视为对宫廷医学发展史另一种视角的述说。

药香氤氲

　　丰富的药物是清宫医疗活动的物质基础。这些药物绝大部分都是中国自产的，包括中药药材和中成药两大类。

品相精良的中药药材

　　按其自然属性，可将中药药材分为植物药材、动物药材、矿物药材三类，这点清宫与民间毫无二致。清宫药材的特殊之处在于：第一，所用药材都是道地药材；第二，药材的外观形状好、质量优；第三，包装精美。

　　药材的优劣决定着成药品质的高下，并最终影响中药的疗效。而药材品质的好坏与其道地性息息相关。所谓的道地药材，是指来自特定产区的优质药材，因为，土壤、气候、环境等综合因素决定了一些药材只有产自特定地区才能达到最优品质和最佳疗效。清廷在医药管理方面实行的各省"岁解药材本色并折色钱粮"[1]的制度，从根本上确保宫廷用药的道地性。这些优质药材，也是其所属产区官员进贡的不二选择。如，乾隆五十九年（1794年）五月初三日，四川总督孙士毅进贡四川道地药材，黄连、三七、郁金、菖蒲、黎椒、贝母、五加皮、石斛、仙茅、川芎等各九匣，茯苓九个[2]。

在一定程度上，外观形状是药材质量优良与否直接的、外在的体现。以树皮入药的皮类药材，以皮厚油性足者为最佳。清宫遗留的肉桂盛放在长方形的锡盒中，盒内放置有带孔的屉板，百年以来，肉桂不断渗出浓稠的黑油透过屉板上的孔流入盒底。以根茎入药的药材，讲求根茎肥大粗壮。清宫的黄连不仅粗大如成年男性手指，而且根条完整，形状独特似鸡爪。种子类的药材，如缩砂等则要求个头均匀，粒粒种仁饱满。

进入清宫的药材，除了品质无可挑剔外，在包装上也是极尽巧思，从麝香的包装便可见一斑。

清宫所用的麝香包装共三层。最外层是长方形木箱，箱上拴小木牌，上书"麝香二银瓶"。中层是长方形提箱，箱内外均裱糊黄色绫子。箱子用黄包袱皮包裹。箱盖设计成抽拉式。提起抽拉盖，首先看见的是一层黄绫面挡板，移开挡板，可见箱内依银瓶大小挖有两个凹槽，槽内放置用黄纸包裹着的银瓶。最里层是装有麝香的银瓶。麝香包装从里到外，以明黄色铺满眼帘，表明为皇家独享之物。药品不同于其他贡品，首先注重

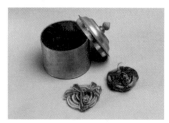

白花蛇

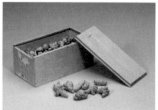

三七

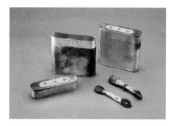

石羊胆

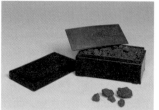

朱砂

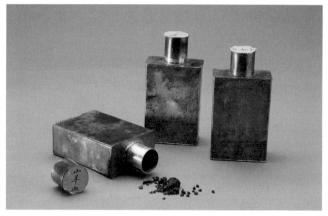

山羊血

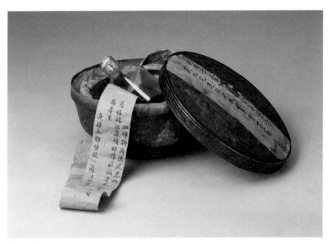

藏红花

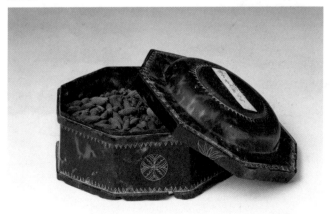

母丁香

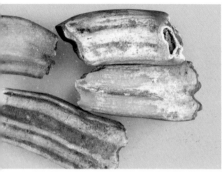

龙齿

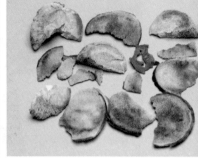

鹿茸片

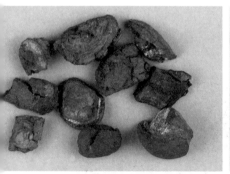

牛黄

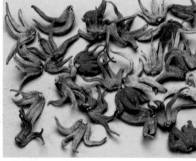

佛手参

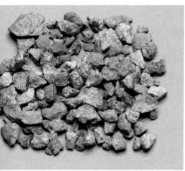

朱茯苓

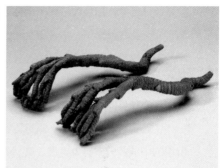

鸡爪黄连

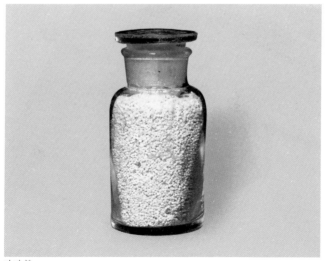

珍珠粉

的是保证药效，包装时选择密闭性较好的银瓶，确保药物不受
潮霉变。在此前提下，讲求安全、美观也很必要。箱内随包装
物的形体挖槽，药瓶卧在其中，外加垫有棉花的挡板，再经前
脸抽拉盖的挤压，重重呵护，保证药物万无一失。

匠心独具的中成药

　　中药药材经过炮制后，就成为中成药。按剂型划分，清宫
所用的中成药大致有丸、散、膏、丹、锭几种。丸药有蜡丸和

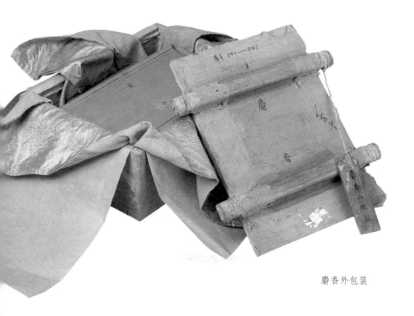

麝香外包装

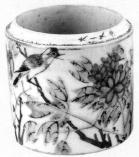
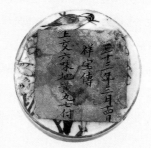

六味地黄丸

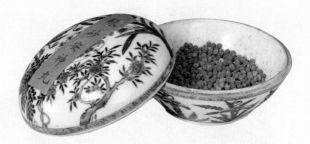

朱砂安神丸

水蜜丸之分。白凤丸、至宝宁坤丸、三黄宝蜡丸、黎峒丸等属于蜡丸。六味地黄丸、朱砂安神丸等属于水蜜丸。散药有如意金黄散、七厘散等。膏药有启脾益寿膏、梨膏、疏风活络膏等。丹药有平安丹等。锭剂药有紫金锭、万应锭等。

　　丸、散、膏、丹等剂型比较常见，而紫金锭这种清宫中比较有特色的药品在今天几乎绝迹。锭子药是将药物研成细粉，然后添加适当的黏合剂制成规定的形状。清宫里的锭子药，有

石羊胆

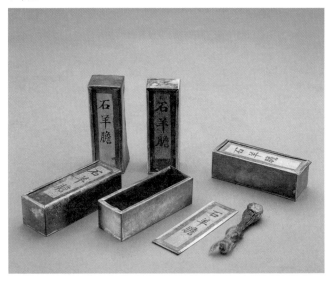

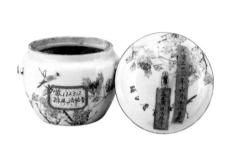
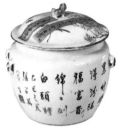

活络膏

八宝太乙紫金锭

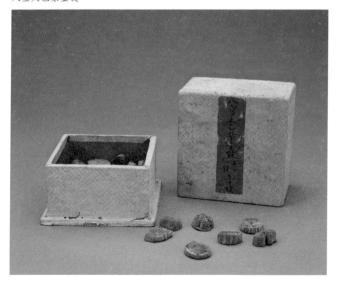

的是简单的光素纺锤形、圆柱形；有的利用模具，制成桃、萝卜、轮等形状；有的则做成饰品，比如朝珠、念珠、佩饰等。

锭子药的四种装饰手法：

一、雕刻鹤纹、凤纹等图案，并配以翠珠、丝结、丝穗。

二、点翠。把药锭做成圆形或橄榄形，在药锭表面点翠，最后配以丝穗。

三、把药锭做成寿字纹圆珠，打眼后，连缀成朝珠、念珠等。

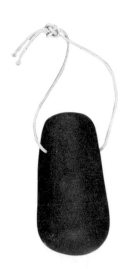

基本款的锭子药

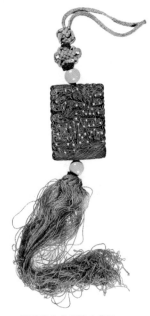

雕鹤纹长方形紫金锭佩

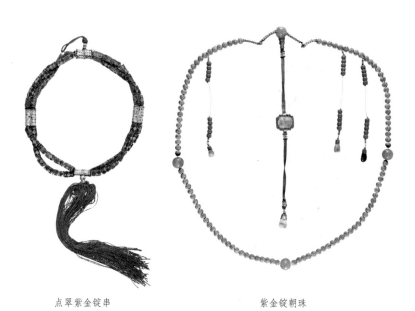

点翠紫金锭串　　　　　　　　紫金锭朝珠

圆珠有的是药锭本色，有的作彩画处理。

　　四、螺钿镶嵌。比如，嵌螺钿大喜纹葫芦式紫金锭佩，是
在葫芦形药锭上，用螺钿镶嵌"大喜"字样。嵌螺钿长方紫金
锭佩，则在药锭中心开光处，镶嵌出人物或动物图案，然后对
其彩画。

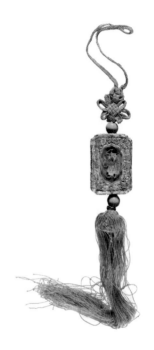

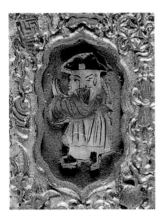

嵌螺钿长方形紫金锭佩

品类多样的外来药物

　　有清一代的中外交往活动频繁而形式多样，宫中贮藏药材中，还有不少"舶来品"。这些外来的药物主要有两种，一种是对清称臣之藩属国，如琉球、安南、朝鲜、暹罗等，定期向朝廷纳贡，贡物中有硫磺、儿茶皮等药材及各种香药。另一种是各种西洋药。西洋药物通过使团或组织馈赠、臣工进献、传教士进呈等几种途径进入宫中。故宫现存的西洋药物，有植物药材西白嘎瓜纳、西洋缠果等；矿物药材昂地莫牛等；动物药

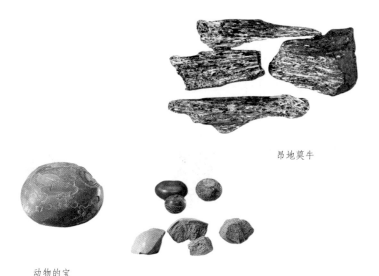

昂地莫牛

动物的宝

材各种动物宝等。当然数量最多的是各种药露，如，巴尔撒末油、薄荷油、檀香油、丁香油、多尔门的那油、水安息油、琥珀油、冰片油等。

药具琳琅

"工欲善其事，必先利其器。"治病的全过程中，哪个环节都少不了各种医药用具。清宫遗存的药具主要有石、银、铜、瓷、木、砂、玻璃等材质，如果按用途划分，则有如下几种：

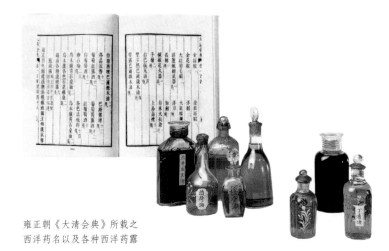

雍正朝《大清会典》所载之
西洋药名以及各种西洋药露

制药用具

制药过程中使用的药具主要有筛子、笸箩、药刀、铡刀、剪子、药碾、石磨、杵臼、乳钵、药锅、药铫、煎药记名牌、药模子、药名戳、印刷仿单的雕板等。

其中，有些药具是清宫特有的，如煎药记名牌[3]。煎药记名牌有银质和骨质两种，均为长方形，其上书写所煎药剂的名称。骨质记名牌上尚留有"疏风清上沐方""□□洗药方"的墨书字样。用完后把牌子擦拭干净，以备下次再用，一块牌子可反复多次使用。牌子一端有孔，穿上绳子后，可拴在药具上。

银质记名牌同时还能起到试毒牌的作用。

盛药用具

盛药用具的规格形制，因其用途而大不相同。主要有大小黑漆硬木药柜、木箱、木匣、各种瓷罐、瓷盒、玻璃瓶、银盒、银碗、银盘、银背壶、大布药袋等。

诊疗用具

诊疗用具包括艾绒卷、按摩器、熏蒸器、血压表、体温计、眼科手术器械、牙科器械、开口器、开鼻器等。

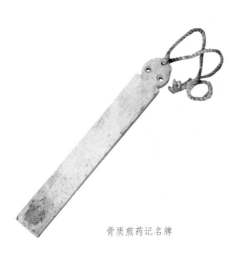

骨质煎药记名牌

银质煎药记名牌

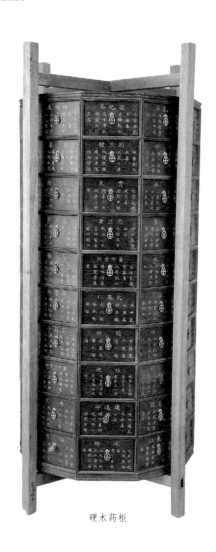

硬木药柜

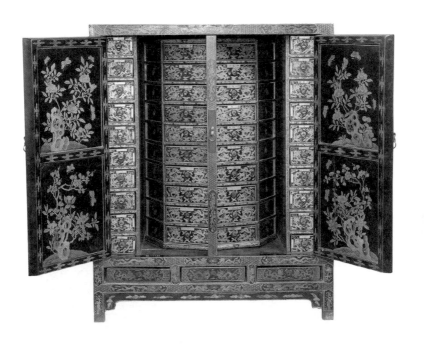

黑漆描金云龙纹药柜

　　需要说明的是，诊疗用具数量极其有限。因为内服或外用的药物疗法是清宫中最主要的治疗方法。因此，制药与盛药用具的数量占大多数的现象也就不足为奇了。在此，从为数不多的治疗用具中择取熏眼银药锅为例，以飨读者。

　　熏眼银药锅，通高31厘米，锅高7.5厘米，直径14厘米，由上下两部分组成。下半部分是银药锅。上半部分以楠木制成，中空，内镶银皮，一端开圆口，一端开橄榄形口。口圆的一端覆盖在银锅上。使用方法是，把熬制好的药液趁热放入锅中，

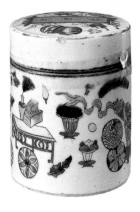

盛放七厘散的瓷盒

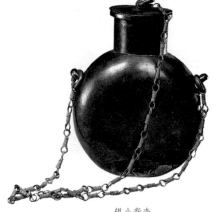

银小背壶

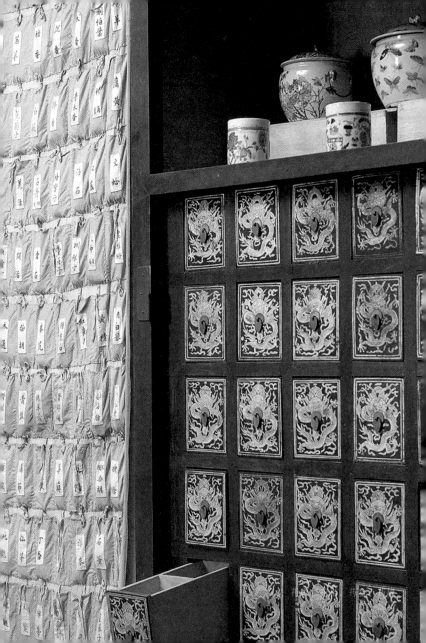

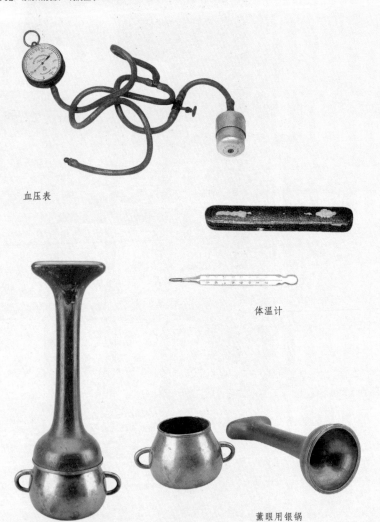

血压表

体温计

薰眼用银锅

然后套住上半部分，再将眼睛对着出蒸汽的橄榄形口熏蒸。熏一会，停一会，不能持续熏蒸，否则会灼伤眼睛。熏到不太热，没有蒸汽出来时，可以趁着药液微热，用事先在药液中浸煮过的清洁蚕丝蘸药液洗拭患眼。

教学用具

教学用具是指用于医学教育的多种人体解剖模型、针灸铜人等器具。

清宫药具中银器和瓷器占有较大的比例，这不是偶然的，因为银器和瓷器都具有化学成分稳定、不容易和药物成分发生化学反应的特性，正因此，中医有"银为上，瓷次之"的说法。此外，清宫之所以大量使用银质药具，还有一个重要原因，就是沿用传统的看法——银器可以试毒。

药具是清宫诸多生活用具中的一种，这就决定了其不可能像其他陈设工艺品那样光鲜夺目。即便如此，还是可以从用料、纹饰、造型等方面体现出宫廷特色。就用料而言，除金器、大量银器外，还有一些珍贵材料，如玛瑙、犀角、象牙、珊瑚、水晶等制作的药具；就纹饰而言，有的药盒上錾刻着龙纹，有的药盒盖上雕镂寿字，而石杵臼的器身上环绕一圈工整的卍字纹。就造型而言，有的药盒、药罐在精心设计后，被制作成仿生形状，如桃式盒、瓜棱形盖罐等。

康熙和光绪时期出现了西洋医学传入的两次高潮，反映到清宫药具上就是出现了一些西洋药具和诊疗用具。这些用具在宫中使用的范围有多广，现在不敢妄加臆断，但与之对应的西洋医学在宫中得以传播却是不争的事实。

档案溯源

形形色色的医事活动都有专门的档案将其记录留存，看到它们，就好像能回到"事发现场"一般。下面择要将其分类介绍。

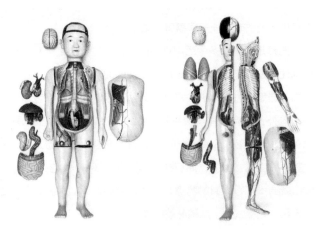

女性人体解剖模型　　　　　　男性人体解剖模型

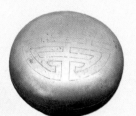

银质寿字圆药盒

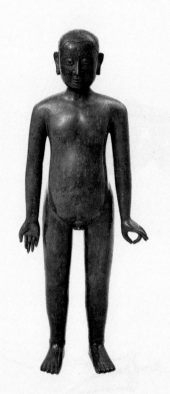

太医院针灸铜人

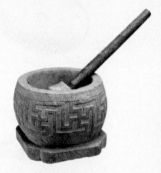

石药钵

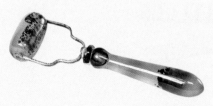

玛瑙按摩器

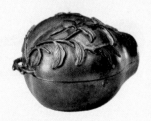

银质桃式药盒

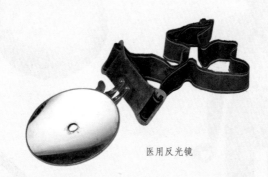

医用反光镜

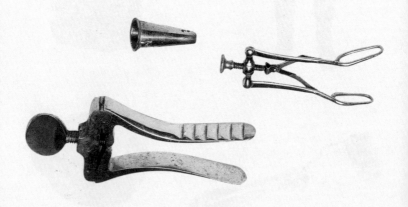

由大到小依次为医用开口器、医用开鼻器、铁耳镜

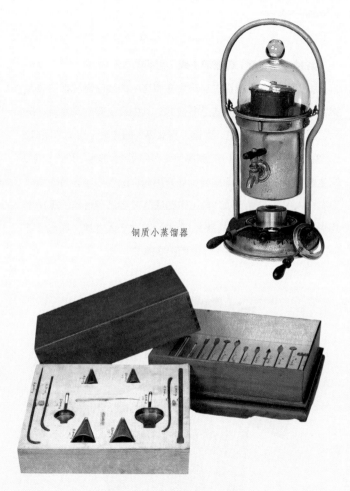

铜质小蒸馏器

银质制药器具

一套 22 件，盒上下共两层。有银漏斗 4 件、银药铲 2 把、银长铲刀 1 件、银勺 3 件、银叉子 1 把、银药匙 7 件、镊子 3 件、1 层中间原缺 1 件。

各种《进（用）药底簿》或《用药账》

太医院医官或应召进宫医生在清宫中的诊疗情况都记录在案，这些记载的呈现方式是多样的。其中最主要的是皇帝、皇后、妃嫔、皇子、公主、太监、宫女等人的《进（用）药底簿》或《用药账》。《进（用）药底簿》或《用药账》中包括诊治日期、医生姓名、病患的脉证病情、处方用药情况等内容。有的病患设有个人单独的簿册，如《皇上进药底簿》《老佛爷进药底簿》《皇后进药底簿》《总管用药簿》。有的则不立个人专册，而是以若干人共为一册，如《主子等位用药底簿》。

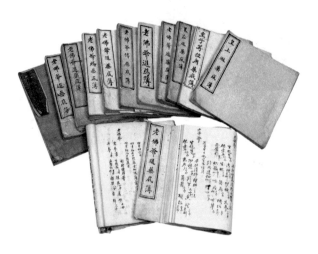

光绪帝、慈禧太后等进药底簿

记载药物使用情况的各种账簿

　　清宫所用的每种药物的品名、数量，以及使用情况都有详细登录，从而形成了专项簿册，如《麝香鹿茸犀角等药底账》《蜡皮丸药底账》《御制平安丹等药底账》《各种膏药底账》《上交茯苓底簿》等。在《上交茯苓底簿》中，记录了光绪八年（1883年）八、九月茯苓的使用情况：八月二十九日，药房剖开茯苓一个，净得头等茯苓三包，重七斤三两；赤苓二包，重三斤十二两；茯苓皮二包，重一斤九两；茯苓渣一包，重十二两。本日用茯苓、赤苓各八两。九月十三日、二十八日、十月十九

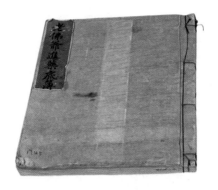

老佛爷进药底簿

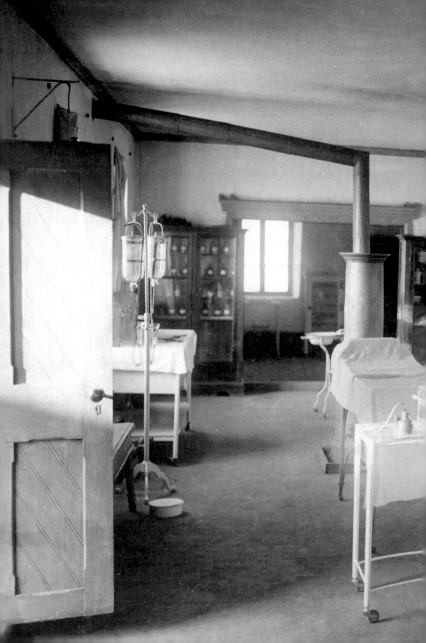

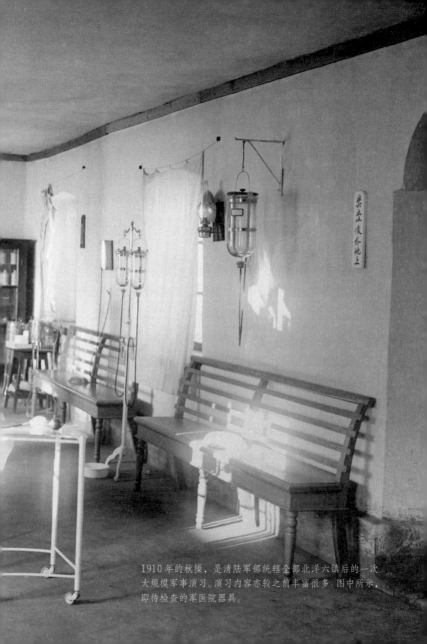

禁止往凳奈地上

1910年的秋操，是清陆军部统辖全部北洋六镇后的一次大规模军事演习。演习内容亦较之前丰富很多。图中所示，即待检查的军医院器具。

日每日又分别用茯苓八两。药物使用管理之完备由此可见一斑。

载录外买药物的各种簿册

尽管有各省"岁解药材本色和折色"制度、御药房修合、同仁堂供奉等途径保障清宫用药材和成药的充盈，但宫中个别药品难免有不敷应用之时，解决燃眉之急的最有效措施就是从宫外购买。外买药材、成药的相关情况，就载录在《传药底簿》等簿册中。

记录药品赏赐情况的各种簿册

清宫药物向来被视为尚方珍药，臣工则把蒙赐的药品作为圣药。正因此，皇帝时常赏赐各种药品，以通上下之情。赏赐药品的情况就见诸《上传交存外赏底簿》等簿册中。

收录各药房药具情况的各种账簿

清宫药具管理的一个主要手段是实行药具登记制度。具体地讲，就是以药房为单位，每年对所有药具进行一次清查，然后建立一本账簿。通过光绪二十六年（1900年）《药房金银玉铜锡瓷器账》可知，登记是按药具的材质分门别类进行的，比如金器、银器、玉器、铜器、瓷器、玻璃器等。由于金、银可以作为通货使用，为防止其被偷梁换柱，因此对它们的登记尤为详尽，除名称、件数外，重量也成为其中不可或缺的一项重要内容，甚至有些金器的成色也登记在册。此外，还有记载太医院所存医书名录的《上交医书底账》等簿册。

药方稽古

故宫博物院所藏的药方有两大类。一类是太医院医官给帝后妃嫔或其他人诊视后开具的药方，比如，光绪帝药方，慈禧太后药方，隆裕药方，瑾妃、珍妃、敬懿皇贵妃、荣惠皇贵妃等妃嫔药方，包括李连英在内的总管等药方。这种药方通常工整地誊写在黄、红笺纸上，有相对固定的格式，书写笔法敬慎非常。

另一类药方是风痰门、痰嗽门、燥火门、伤寒门、暑湿门、脾胃门、泻痢门、补益门、眼科门、痰症门等各门类下若干种丸、散、膏、丹的配方。

这些宫廷中的药方集纳了御医们的智慧，是其行医经验的结晶，也可从一定程度上反映有清一代宫廷医学的发展水平。

仿单传讯

仿单是一种说明书，作用类似于今天的广告，介绍的内容主要有两个方面。就药铺而言，包括其历史、地址、经营范围、特色药品等；就药品而言，主要介绍其性质、功效、用法等。

清宫遗留的仿单既有御制藿香正气丸仿单、御制太乙紫金锭仿单等御制药品仿单，又有众多民间药铺仿单。这些仿单有的如今仍随药品存放在一起，如北京同仁堂的再造丸、广州敬修堂和贵宁堂的妇科药白凤丸和至宝宁坤丸等。大部分则是药

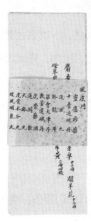
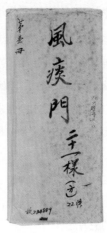

"风痰门"药方

品已不存，空留仿单在。仿单是药品不可或缺的附件，从这个角度上讲，有一种仿单就意味着与之对应的一种药在宫中出现过。通过现存的几百种药品仿单可以推知，曾有哪些民间药铺的产品有幸进宫。随着时间的流逝，这些民间药铺大多不复存在。如今探寻这些药铺及其药品，仿单无疑是最直接、可信的依据和资料。

青史留痕

通过上述介绍，您是否已意识到清宫医学文物的价值不可小觑？下面的史事会进一步证明这一点。

庚子之变后，两宫西狩是中国近代史上的一件大事。这一过程中曾发生哪些重要的医事活动？通过官书记载，结合故宫博物院所藏账簿、药具等便不难解答。

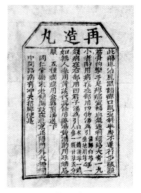

同仁堂再造丸仿单

档案显示，两宫仓促离京时，所携带药品有限。几天后，光绪二十六年（1900 年）七月二十八日即购买成药七种：木香槟榔丸三两，香砂养胃丸三两，胃苓丸二两，藿香正气丸十丸，参苏理肺丸三两，附子·理中丸十

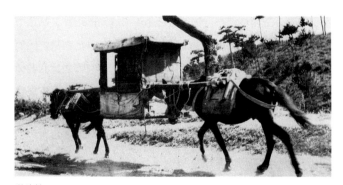

骡驮轿
慈禧西逃时曾乘坐这种交通工具

丸，二母宁嗽丸二十丸[4]。这些药显然是杯水车薪。所以，八
月初六日，两宫谕"内务府大臣怀塔布、世续，即著迅赴行在，
并著传知太医院庄守和、杨际和、张仲元、范绍相、全顺等多
备药品，由怀塔布等一并督率前来，毋再迟延"[5]。谕旨发出的
第二天，太医院官员就办买人参五支，以及正江膏、追风膏等
三种膏药。成药十三种：胃苓丸三两、牛黄清心丸十丸、活络
丹十丸、抱龙丸十丸、苏合丸十丸、香连丸三两、越鞠保和丸
三两……[6]

怀塔布带去的药，不久即告罄。两宫在太原期间，又先后
两次外买药品。一次在八月十九日，买成药五种：活络丹十丸、
抱龙丸十丸、苏合丸十丸、参茸卫生丸四丸、再造丸六丸。八

月二十日，又买成药十三种：清肺抑火化痰丸四两、通宣理肺丸二十丸、礞石滚痰丸八两、大健脾丸十两、当归龙荟丸八两、梅苏丸四两、附子理中丸八两、参苓白术丸十六两、人参健脾丸一百二十丸、开胃健脾丸十二两、理气健脾丸十二两、痧气灵丹十瓶、灵宝如意丹五钱[7]。

宫中遗存仿单证实，其中的一些药，如人参健脾丸、胃苓丸等是位于太原鼓楼前帽儿巷的体延堂所造。这些药有的并未用完，两宫回銮时，带回宫中。

如同其他贡品一样，进贡道地药材也是"孝敬"皇帝的一种表现。既然如此，朝廷在何处，官员就会追随而至，呈献药材。两宫逃亡到西安，各省所贡药材也陆续送进行宫。如光绪二十七年（1901年）四月，四川总督奎俊送进包括川连、郁金、菖蒲、五加皮、仙茅、贝母、附子、石斛、牛膝、杜仲、川芎在内的11种四川道地药材。这些药材，在两宫回銮时亦随驾进宫，以"由西安随来各种药"的名目，登记造册[8]。不仅外地官员将药材恭敬地送到西安，西安本地人士也踊跃进献。药材药具库所藏《药味底账》中记载，光绪二十六年（1900年）十一月二十四日，邵积城进雄黄一大匣。光绪二十七年（1901年）六月初六日，丁振铎进雄黄五匣。

在西安居留期间，药具不敷使用，曾购买了一批西安当地所造的药具，银喷壶便是其中之一。喷壶高21.5厘米，底径5.8

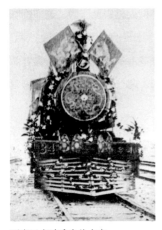

两宫回銮时乘坐的火车

厘米，圈足外侧有款识："光绪辛丑年西安省自造。""足纹二两平重十一两八钱二分。"银切药刀是西安制作的又一件药具。刀长 18.5 厘米，宽 8.5 厘米。刀床上有款识："光绪辛丑年西安省造。""重八两零六分。"

光绪二十七年（1901年），两宫回銮途中，又根据需要不断购买药物。以九月为例，初二日，买茵陈四两、枇杷叶二两；初八日，买枇杷叶二两；十七日，买党参十一两、薏米二两、陈皮四两、前胡二两、当归四两、枇杷叶二两、麦冬八两、竹茹一斤、白芍四两等[9]。

以上所援引的材料中，除《大清德宗景皇帝实录》外，其余均为故宫博物院药材药具库所藏。倘若不借助这些医学文物，我们对于光绪帝和慈禧太后这次"西行之旅"的了解，或许也无法如此具体、生动。

总之，清宫医学文物是故宫博物院藏品中重要而富有特色的门类，是宝贵的文化遗产。就学术研究而言，清宫医学文物是研究医学史、宫廷史、中外文化交流史的第一手资料，一定程度上可以弥补历史文献记载之不足。对于中国医学教育来说，清宫医学文物的充分利用，有事半功倍的效果。医学文物可以较直观地再现历史，从而使医学教育变得极具吸引力、说服力和感染力，使人不由自主地产生身临其境之感，仿佛置身于中国传统文化的历史长河中。（关雪玲）

注释：

1.昆冈等编纂：《钦定大清会典事例》卷一一〇五，光绪二十五年（1899年），石印本。

2.中国第一历史档案馆、香港中文大学文物馆合编：《清宫内务府造办处档案总汇》第五五册，第102—103页，人民出版社，2005年。

3.为帝后呈进汤药要遵守相应的则例。如：雍正七年（1729年）十二月初十日，雍正帝告诫御药房首领，药物关系重大，以后凡是给妃、嫔等送药，银瓶上必须用牌子标记。（见鄂尔泰、张廷玉编纂：《国朝宫史》卷三，北京古籍出版社，1987年。）煎药记名牌是则例的实物体现，相对抽象的则例，通过煎药记名牌瞬间具象了。

4.故宫博物院药材药具库藏档案，册页封面上无题名。

5.《大清德宗景皇帝实录》卷四六八，中华书局，1987年。

6.故宫博物院药材药具库藏档案，册页封面上无题名。

7.故宫博物院药材药具库藏档案，册页封面上无题名。

8.故宫博物院药材药具库藏档案：《光绪二十七年十一月二十八日随来各种药味底帐》。

9.故宫博物院药材药具库藏档案：《光绪二十七年日用杂项账》。

图书在版编目（CIP）数据

明清医事/ 程子衿主编. - 北京 : 故宫出版社, 2016.8
（2019.3重印）
（紫禁城悦读）
ISBN 978-7-5134-0887-5

Ⅰ.①明… Ⅱ.①程… Ⅲ.①太医院 – 介绍 – 中国
– 明清时代 Ⅳ.①R-092

中国版本图书馆CIP数据核字（2016）第180181号

紫禁城悦读·明清医事
程子衿◎主编

出 版 人：王亚民
责任编辑：刘　晴　伍容萱
装帧设计：王　梓
出版发行：故宫出版社

地址：北京市东城区景山前街4号　邮编：100009
电话：010-85007808　010-85007816　传真：010-65129479
网址：www.culturefc.cn　邮箱：ggcb@culturefc.cn

制　　版：北京印艺启航文化发展有限公司
印　　刷：北京启航东方印刷有限公司
开　　本：787毫米×1092毫米　1/36
字　　数：90千字
印　　张：4.5
版　　次：2016年8月第1版
　　　　　2019年3月第2次印刷
印　　数：5001~11000册
书　　号：ISBN 978-7-5134-0887-5
定　　价：36.00元